BEI GRIN MACHT SI
WISSEN BEZAHLT

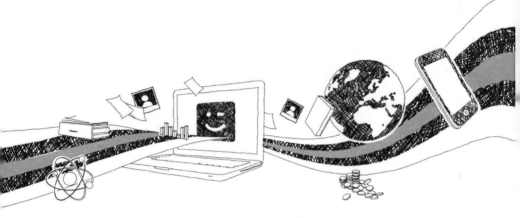
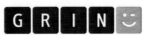

Bibliografische Information der Deutschen Nationalbibliothek:

Die Deutsche Bibliothek verzeichnet diese Publikation in der Deutschen National-
bibliografie; detaillierte bibliografische Daten sind im Internet über http://dnb.d-
nb.de/ abrufbar.

Impressum:

Copyright © 2016 GRIN Verlag, Open Publishing GmbH
Druck und Bindung: Books on Demand GmbH, Norderstedt Germany
ISBN: 9783668271562

Dieses Buch bei GRIN:

http://www.grin.com/de/e-book/337390/der-stellenwert-der-pflege-in-der-beglei-
tung-von-kindern-psychisch-kranker

Lisa Adlhoch

Der Stellenwert der Pflege in der Begleitung von Kindern psychisch kranker Eltern während deren Aufenthalt auf einer Akutstation

Projektentwicklung: Wurzeln & Flügel - Pflegerische Primärprävention bei Kindern psychisch Kranker auf einer psychiatrischen Akutstation

GRIN Verlag

GRIN - Your knowledge has value

Der GRIN Verlag publiziert seit 1998 wissenschaftliche Arbeiten von Studenten, Hochschullehrern und anderen Akademikern als eBook und gedrucktes Buch. Die Verlagswebsite www.grin.com ist die ideale Plattform zur Veröffentlichung von Hausarbeiten, Abschlussarbeiten, wissenschaftlichen Aufsätzen, Dissertationen und Fachbüchern.

Besuchen Sie uns im Internet:

http://www.grin.com/

http://www.facebook.com/grincom

http://www.twitter.com/grin_com

DER STELLENWERT DER PFLEGE IN DER BEGLEITUNG VON
KINDERN PSYCHISCH KRANKER ELTERN WÄHREND DEREN
AUFENTHALTS AUF EINER AKUTSTATION

Projektentwicklung: Wurzeln & Flügel - Pflegerische Primärprävention bei Kindern
psychisch Kranker auf einer psychiatrischen Akutstation

BACHELORARBEIT

---

an der

OSTBAYERISCHEN TECHNISCHEN HOCHSCHULE REGENSBURG

FAKULTÄT ANGEWANDTE SOZIAL- UND GESUNDHEITSWISSENSCHAFTEN

vorgelegt von

Lisa Adlhoch

Pflege Dual 9. Semester

Regensburg, den 19. April 2016

ABKÜRZUNGSVERZEICHNIS

Fips	Familien in psychischer Notlage
BGB	Bürgerliches Gesetzbuch
BPS	Borderline-Persönlichkeitsstörung
NANDA	North American Nursing Diagnosis Association
SGB VIII	Sozialgesetzbuch Achtes Buch – Kinder- und Jugendhilfe
BKH	Bezirkskrankenhaus
CHIMPs	children of mentally ill partens
NIC	Pflegeinterventionsklassifikation
NOC	Pflegeergebnisklassifikation
STEP	Steps Toward Effective, Enjoyable Parenting – Schritte zu einer effektiven, Freude bereitenden Elternschaft
SGB V	Sozialgesetzbuch Fünftes Buch – Gesetzliche Krankenversicherung

INHALTSVERZEICHNIS

1. Einleitung

Die Versorgung von den Kindern psychisch kranker Eltern fällt traditionell in den Aufgabenbereich der Jugendhilfe, insofern Auffälligkeiten im Verhalten der Kinder bestehen, Kindergärten- oder Schulbesuche gefährdet sind oder die Eltern infolge von Erziehungsschwierigkeiten ihre Fürsorgepflichten nicht mehr nachkommen können und entsprechend Hilfe und Unterstützung ersuchen. Jedoch auch, wenn die elterliche Sorge für das minderjährige Kind und deren Entwicklung nicht mehr gewährleistet ist (Jordan, Maykus, & Stuckstätte, 2012).

In Deutschland wurden 2011 laut dem Statistischen Bundesamt in rund 12 700 Fällen ein vollständiger oder ein teilweiser Entzug des Sorgerechts aufgrund einer Kindesvernachlässigung oder -misshandlung angeordnet (Statistisches Bundesamt, 2012). Nach Schätzungen von Fegert & Resch (2012) war bei etwa einem Viertel dieser Entzüge eine psychische Störung von mindestens einem Elternteil ein ausschlaggebender Faktor.

Seit circa Anfang 2000 richtet auch die Erwachsenenpsychiatrie ihren Fokus auf die Kinder von psychisch kranken Patienten (Schone & Wagenblass, 2006b). Grund hierfür ist, dass es immer mehr Forschungsarbeiten über die betroffenen Kinder gibt (Remschmidt & Mattejat, 1994). Diese zeigen mit ihren Ergebnissen die Notwendigkeit auf, dass die Kinder in die Behandlung der Eltern auf irgendeine Art und Weise mit eingegliedert werden müssen. Allerdings fehlt es hierzulande noch an einem umfassenden Wissensspektrum bzw. an individuellen Behandlungsansätzen über die Bedürfnisse und Probleme dieser betroffenen Kinder, um eine rechtzeitige, individuelle und vor allem präventive Hilfestellung für diese zu schaffen (Lenz, 2005). Nach bisherigen Studien haben circa ein Viertel der Patienten der Erwachsenenpsychiatrie ein minderjähriges Kind zu Hause (Herder, 2005 zitiert nach Herder & Sauter, 2011).

Forschungen über die alltäglichen Belastungen der betroffenen Kinder und ihre Vulnerabilität[1] selbst an einer psychischen Störung zu erkranken, zeigen unter anderem Mattejat und Remschmidt (2008) sowie Lenz (2005) in ihren Untersuchungen. Es wurden bezüglich des gegenwärtigen Erkenntnisstandes deutschlandweit Projekte

---

[1] *Vulnerabilität wird als ein erhöhtes Risiko zur Fehlent-wicklung oder psychischen Dekompensation bei Anwesenheit von unabhängigen Risikobedingungen definiert"* (Fegert & Resch, 2012, S. 124).

entwickelt, welche den betroffenen Kindern Unterstützung und Hilfe ermöglichen bzw. anbieten sollen. Diese setzen allerdings oftmals erst dann ein, wenn die Kinder bereits selbst Auffälligkeiten zeigen oder das Jugendamt auf die betroffene Familie aufgrund häuslicher Probleme aufmerksam geworden ist. Jedoch entwickeln laut Schätzungen nur 20 bis 30 % der betroffenen Kinder eine erhebliche psychische Auffälligkeit (Remschmidt & Mattejat, 1994), so dass es einer stationären Behandlung in der Kinder- und Jugendpsychiatrie, oder einer Intervention des Jugendamtes bedarf. Minder schwer belastete Kinder ohne Auffälligkeiten sowie mit ausreichend Leistungen in der Schule und innerhalb des familiären Systems, erhalten aktuell noch unzureichende Hilfe. Einerseits zeigen sie aufgrund von sozialen Auffälligkeiten nicht ausreichend Handlungsbedarf, andererseits fehlt es an einer institutionellen Zuständigkeit für diese Kinder. Da sich diese zwischen den Handlungsmodi der Kinder- und Jugendpsychiatrie und der Jugendhilfe bewegen und die Obliegenschaft regional sehr unterschiedlich gehandhabt wird.

Grundsätzlich kann daher festgestellt werden, dass es zum derzeitigen Stand im Bereich der Primärprävention nur wenig bekannte Interventionsstrategien für diese Kinder gibt. Lenz (2010) gibt an, dass, für das Gelingen einer präventiven Intervention für die Kinder von psychisch Kranken, diese in die Behandlung des Elternteils eingebunden und als wichtige Angehörige wahrgenommen werden müssen.

„Zwei Dinge sollten Kinder von ihren Eltern bekommen: Wurzeln und Flügel"

Frei zitiert nach J. W. von Goethe

Goethe beschreibt anhand einer Metapher die Grundlagen für eine gesunde und kindgerechte Entwicklung. Psychisch kranke Eltern können diesen Grundstock aufgrund erschwerter Bedingungen zum Teil nicht erfüllen. Gerade in der Akutphase einer psychischen Krankheit ist die Gewährleistung der elterlichen Funktionen für die Betroffenen kaum zu bewerkstelligen (Griepenstroh, Heitmann, & Hermeling, 2012; Nicholson, Sweeney, & Geller, 1998).

Die Frage ist daher, inwieweit kann den psychisch kranken Eltern sowie deren Kindern während des akutpsychiatrischen, elterlichen Aufenthalts geholfen werden, damit dem ohnehin komplexen und häufig belastenden Erziehungsauftrag adäquat nachgegangen werden kann. Andererseits stellt sich die Frage, wie diese Unterstützung der Kinder während der akutpsychiatrischen stationären Behandlung ihrer Eltern in der Praxis aussehen kann.

Zu Beginn dieser Bachelorarbeit wird der Fokus zunächst innerhalb der Arbeit auf einer geschlossenen psychiatrischen Akutstation mit der besonderen Perspektive auf den pflegerischen Tätigkeitsbereich gerichtet. Im Anschluss werden die allgemeinen Anforderungen, die die Elternschaft aufweist, thematisiert. Sowie die Folgen, die in einer Kombination mit einer psychischen Störung auftreten, erläutert. Der nächste Teil der Arbeit umfasst die pflegerischen Möglichkeiten, die es bei der Arbeit mit Eltern als Patientengruppe in der Versorgung und Erziehung ihrer Kinder während deren stationärer Behandlung, gibt. Thematisiert wird auch die Situation der Kinder und welche Auswirkung eine elterliche psychische Erkrankung auf diese haben kann. Im Verlauf sollen dann aktuelle Unterstützungsangebote für diese Kinder kurz vorgestellt werden. Es folgt die Erläuterung der aktuellen Problematiken bei der Zusammenarbeit zwischen Jugendhilfe, Erwachsenen-, Kinder- und Jugendpsychiatrie. Zum Abschluss soll die Projektentwicklung „Wurzeln & Flügel" mit dem Thema der pflegerischen Begleitung der Kinder während des elterlichen Aufenthalts auf einer Akutstation vorgestellt werden.

2.   Methodisches Vorgehen

2.1   Fragestellung

Die Kinder von Patienten werden innerhalb der akutpsychiatrischen Versorgung nur wenig bis gar nicht berücksichtigt (Herder & Sauter, 2011). Es heißt, die Akutpsychiatrie sei für die Implementierung der kindlichen Bedürfnisse in die Behandlung kaum ausgerichtet, da ihr Aufgabenbereich lediglich den psychisch kranken Erwachsenen umfasst und daher die medizinischen und pflegerischen Ziele nur ein Minimum an Aufmerksamkeit für das soziale und familiäre Umfeld der Patienten zulässt (Kornmüller & Driessen, 2012; Maybery & Reupert, 2009).

Innerhalb des akutpsychiatrischen Behandlungssettings steht die Symptombekämpfung, die Reizabschirmung zur Außenwelt, die Entlastung bei Alltagsaufgaben (Haushalt, Kochen, Versorgung der Kinder), die Stabilisierung des psychischen Zustandes und gegebenenfalls aufgrund einer Non-Compliance [2] oder einer akuten Selbst- oder Fremdgefährdung seitens des Patienten auch eine Zwangsbehandlung im Vordergrund. Immerhin umfasst die Aufnahme auf eine psychiatrische Akutstation oftmals eine starke Verschlechterung des geistigen Zustandes sowie akute fremd- oder selbstgefährdende Handlungen, so dass eine Einweisung in eine beschützende Einrichtung unumgänglich ist (Calia & Gühne, 2014; Neu, 2008; Brandt, 2010; Bernardi, 2004; Sauter, 2011b). Es kann festgestellt werden, dass die Akutpsychiatrie viele Behandlungsmaßnahmen und - ziele umfasst. Es stellt sich daher die Frage, inwieweit innerhalb dieses akutpsychiatrischen Behandlungssettings eine Miteingliederung bzw. Begleitung der Kinder psychisch kranker Patienten stattfinden kann.

In der akutpsychiatrischen Versorgung nimmt der Fachbereich Pflege einen besonderen Stellenwert ein, da die examinierte Pflegekraft hier über fünf Mal häufiger am Patienten ist, als die Ärzte und Therapeuten (Schädle-Deininger, 2010). Folglich liegt einer der wichtigsten Hauptberührungspunkte des Patienten währendes eines Aufenthalts, im Kontakt zur Pflegekraft durch beispielsweise Krankenbeobachtung, das Konzept der

---

[2] *„Compliance ist die Bereitschaft eines Betroffenen sich auf professionelle Hilfe einzulassen und ein Arbeitsbündnis einzugehen, ein Nichtzustandekommen der gemeinsam – von Professionellen als sinnvoll angesehenen – Zusammenarbeit wird als Non-Compliance bezeichnet"* (Schädle-Deininger, 2010, S. 225)

Bezugspflege sowie alltagsähnliche Begleit- und Unterstützungssituationen (gemeinsames Einkaufen, Freizeitgestaltung). Demzufolge sind besonders die Pflegefachpersonen im Rahmen von familiären Besuchen und Kontakten häufig die Ansprechpartner, zum einen für die Patienten selbst und zum anderen auch für dessen Angehörige und Kinder (Lenz, 2005). Grundsätzlich ist festzuhalten, dass die Patienten tägliche Besuche von ihren Angehörigen und besonders ihren Kindern auf einer Akutpsychiatrie bekommen könnten. Zu beantworten sind daher auch die Fragen, wie diese Besuche auf einer Akutstation ablaufen sollten und die räumlichen Gegebenheiten optimal genutzt werden, um die Besuche der Kinder so angenehm wie möglich gestalten zu können.

Inwieweit ist es daher sinnvoll, dass die Pflege die Begleitung der betroffenen Kinder in die psychiatrische Akutversorgung des erkrankten Elternteils übernimmt. Diese Miteingliederung der Kinder durch die Pflege könnte mit Hilfe von Angeboten wie der Stärkung der Elternkompetenz, kindgerechten Aufklärungsgesprächen und gemeinsamen Spieltreffen zwischen Patienten und Kind im akutpsychiatrischen Setting stattfinden. Allerdings stellt sich in diesem Kontext die Frage, welche Kompetenzen sich die Pflegekraft zusätzlich aneignen muss, um mit diesen Kindern arbeiten zu können und in welchem Umfang und Rahmen dann die Implementierung der Begleitung von Kindern auf einer psychiatrischen Akutstation überhaupt stattfinden kann.

2.2   Literaturrecherche

Da die Thematik gebietsübergreifend und heterogen ist, bieten die Überblicksdarstellungen sowohl sozialpädagogische, medizinische, als auch psychiatrische und pflegerische Aspekte an. Um Orientierungsmöglichkeiten schaffen zu können, wurde zunächst in themenbezogenen Fachgebieten wie die Pflegewissenschaft recherchiert, an dieser Stelle sind beispielhaft zu nennen Sauter und Schädle-Deininger. Im weiteren Verlauf wurde sich der Thematik angenähert durch die Miteinbeziehung von den medizinischen und psychologischen Fachabteilungen, gerade Autoren wie Mattejat, Lenz, Kölch und Werner sind hier zu erwähnen. Außerdem wurden die Gesundheitswissenschaften durch beispielsweise Schmuhl und Reinisch hinzugezogen. Des Weiteren wurden innerhalb der systematischen Literaturrecherche die Erziehungswissenschaft, die Sozialwissenschaften und die Pädagogik abgedeckt, besonders ist hier auf Schone und Wagenblass sowie Schmutz zu verweisen.

Die wissenschaftlich fundierte Recherche zum Thema stößt auf die Schwierigkeit, dass einzelne Projekte auf lokaler Ebene häufig nicht publiziert sind oder nur in Überblicksdarstellung aufgezeigt werden. Daher war ein öffentlicher Zugang zu Informationen zum Thema oftmals erschwert.

Ansätze zur Versorgung, Betreuung, Behandlung von psychisch kranken Eltern und ihren Kindern sind bislang kaum im Tätigkeitsbereich der Pflege angesiedelt, sondern mehr dem Fachbereich der Sozialpädagogik oder der Psychologie zugeschrieben. Exemplarisch kann hier auf Projekte wie „KANU", „Fips" oder auch „KIPKEL" verwiesen werden. Mit Hilfe der bereits vorhandenen Projekte für die Kinder psychisch kranker Eltern konnte festgestellt werden, dass es gegenwärtig Handlungsansätze gibt. Allerdings, soweit bekannt, nicht aus dem pflegewissenschaftlichen Bereich und nicht innerhalb der akutpsychiatrischen Versorgung des erkrankten Elternteils.

Grundsätzlich ging es bei der Literatursuche zunächst um die pflegerische Arbeit auf einer psychiatrischen Akutstation und deren vorhandenen Rahmenbedingungen, als auch um die Patienten mit Kindern und welche elterlichen Anforderungen daher auf diese zukommen. Zusätzlich wurde nach Literatur gesucht, bei der es um die pflegerischen Interventionen bei Elternschaft und gleichzeitiger Unterstützung des betroffenen Kindes geht.

Die Literaturrecherche erfolgte im Verlauf auch über medizinische Fachdatenbanken wie Pubmed und CINAHL. Da es sich dabei um englischsprachige Suchplattformen handelt, wurden mit englischen Begriffen passenden Publikationen recherchiert. Dabei wurden unter anderem „parental mental illness", "children AND need AND treatment", „Mother-infant interaction" oder „support AND patients AND parenting role" als Suchkriterien angeführt. Somit konnten unter anderem interessante Beiträge recherchiert werden wie:

Maybery, D., & Reupert, A. (2009). Parental mental illness: A review of barriers and issues for working with families and children. *Journal of Psychiatric and Mental Health Nursing* , 784-791.

Davidsen, K. A., Harder, S., MacBeth, A., Lundy, J.-M., & Gumley, A. (10. Oktober 2015). Mother-infant interaction in schizophrenia: transmitting risk or resilience? A systematic review of the literatur. *Social Psychiatry and Psychiatric Epidemiology* , S. 1785-1798.

Nicholson, J., Sweeney, E. M., & Geller, J. L. (Mai 1998). Focus on women: mothers with mental illness: I. The competing demands of parenting and living with metal illness. *Psychiatric Services* (49), S. 635-642.

In Fachzeitschriften wie „*Der Nervenarzt*", "*Psychiatrische Pflege*", „*Kinderpsychologie und Kinderpsychiatrie*" oder das „*Deutsche Ärzteblatt*" konnten einige relevante Artikel zur Thematik gefunden werden. Dort wurden Suchbegriffe wie „Versorgung Akutpsychiatrie", „Psychisch kranke Eltern", „psychiatrisches Behandlungssetting", „Zwangsbehandlung" oder „Pflegerische Interventionen bei Elternschaft" eingegeben.

Mit Hilfe dieser Suchbegriffe konnte auf medizinischen Fachdatenbanken sowie in einschlägigen Fachzeitschriften einige aussagekräftige und wissenschaftlich fundierte Publikationen zur Thematik gefunden werden. Beispielhaft sind hier zu nennen:

Griepenstroh, J., & Schmuhl, M. (2010). Zur Lebenssituation von Kindern psychisch erkrankter Eltern. *Psychiatrische Pflege* (16), S. 123-128.

Kölch, M., & Schmid, M. (2008). Elterliche Belastung und Einstellung zur Jugendhilfe bei psychisch kranken Eltern: Auswirkungen auf die Inanspruchnahme von Hilfen. *Praxis der Kinderpsychologie und Kinderpsychiatrie* (57), S. 774-788.

Mattejat, F., & Remschmidt, H. (06. Juni 2008). Kinder psychisch kranker Eltern. *Deutsches Ärztblatt* (23), S. 413-418.

Wolf, K., Maß, R., Lambert, M., Wiedemann, K., & Naber, D. (März 2014). Ausdruck, Erkennen und Erleben von Emotion bei psychischen Störungen. Eine Übersicht. *Der Nervenarzt* , S. 326-335.

Abschließend kann gesagt werden, dass es bereits eine Vielzahl von Literatur aus psychologischen, medizinischen, sozialpädagogischen, pflegewissenschaftlichen, psychiatrischen und pädagogischen Fachgebieten zum Thema „Kinder psychisch Kranker" gibt. Nur im Bereich der pflegerischen Praxis ist die wissenschaftliche Literaturrecherche erschwert, da nur sehr wenig aussagekräftige und fundierte Literatur zum Thema „Kinder psychisch kranker Patienten" oder "Elternschaft in der Psychiatrie" zu finden ist.

Auch wurden schon einige Projekte für die betroffenen Kinder zur Behandlung, Unterstützung und Hilfestellung entwickelt. Allerdings stellt aktuell die Pflegekraft keinen bzw. einen sehr begrenzten Stellenwert innerhalb dieser Projekte dar. Auch kann festgestellt werden, dass besonders im Bereich der Primärprävention nur wenig gezielte Interventionsstrategien für diese Kinder existieren.

Zur Themaeinführung soll nun die pflegerische Arbeit in einer geschlossenen Akutpsychiatrie vorgestellt werden.

3. Die Arbeit auf einer geschlossenen psychiatrischen Akutstation

3.1 Die Rahmenbedingungen einer Akutstation

Eine geschlossene psychiatrische Akutstation ist eine geschützt geführte Einrichtung, in welcher psychisch kranke Personen betreut werden, deren Eigen- oder Fremdgefährdung eine weniger einschneidende Behandlung nicht zulässt (Calia & Gühne, 2014). Die Möglichkeit für die Patienten die Station eigenständig zu verlassen ist dabei begrenzt, da die Türen zur Außenwelt fakultativ verschlossen sind. Diese einschränkende Maßnahme ist notwendig, um die psychisch kranken Betroffenen vor ihrer Erkrankung zu schützen und diese abgeschirmt von der Umwelt effektiv und umgehend behandeln zu können (Neu, 2008).

Die Aufnahme in eine psychiatrische Akutstation kann freiwillig oder gegen den Willen der Betroffenen, sowie geplant oder ungeplant, stattfinden. Gerade die ungeplanten, in circa 20 % gegen den Patientenwillen stattfindenden Einweisungen (Salize & Dressing, 2004), sind oftmals psychiatrische Notfallsituationen. Dazu zählen beispielsweise suizidale Verhaltensweisen, Bewusstseinsstörungen, Erregungszustände sowie somatoforme oder dissoziative Störungen (Müller-Spahn & Hoffmann-Richter, 2000).

Eine im Rahmen gesetzlicher Betreuungsverhältnisse[3] stattfindende Aufnahme erfolgt dann, wenn der/die Patient/in nicht mehr in der Lage ist, aufgrund seiner/ihrer Krankheit, selbst Entscheidungen für sich zu treffen (Hoffmann & Klie, 2005). Dabei muss von den Betroffenen, eine akute Gefährdung gegenüber anderen oder sich selbst ausgehen. Oftmals zeigen die psychisch Kranken eine starke Verschlechterung ihres psychischen Zustandes (Brandt, 2010). Jedoch ist festzuhalten, dass knapp 26 % aller stationären, psychiatrischen Aufnahmen durch eine Selbsteinweisung erfolgen. 19 % werden von somatischen Krankenhäusern, 18 % von Allgemeinärzten und zehn Prozent von niedergelassenen Psychiatrien in eine psychiatrische Einheit eingewiesen. Nur fünf Prozent werden durch Angehörige, Notärzte oder der Polizei auf die Station gebracht (Hübner-Liebermann, Spießl, & Cording, 2005).

---

[3] Man unterscheidet zwischen einer zivilrechtlichen Freiheitsentziehung wegen erheblicher Selbstgefährdung, Behandlungsnotwendigkeit nach § 1906 BGB oder einer öffentlich-rechtliche Freiheitsentziehung wegen Fremdgefährdung oder akute Selbstfährdung nach den PsychischkrankenGesetzen der Länder (Hoffmann & Klie, 2005).

Die Ziele einer Akutstation belaufen sich auf die Gefahrenabwendung, die Reduzierung der psychiatrischen Symptome, die Steigerung des subjektiven Wohlbefindens sowie eine ganzheitliche Stabilisierung der Betroffenen (Sauter, 2011d).

Aufnahmegründe

Die zur notfallmäßigen oder akutpsychiatrischen Aufnahme zwingenden Krankheitsbilder oder psychopathologische Zustände umfassen akute psychomotorische Erregungszustände, Verwirrungszustände, somatoforme und dissoziative Störungen, aggressives und fremdgefährdendes Verhalten, Suizidalität [4], Affektstörungen, Angststörungen, Psychosen, Bewusstseinsstörungen sowie Intoxikationen (Müller-Spahn & Hoffmann-Richter, 2000; Kardels, Kinn, & Pajonk, 2008; Berzewski, 2009).

Menschen mit einer psychischen Krankheit haben jedoch oftmals komorbide[5] Störungen im kognitiven, emotionalen und körperlichen Bereich. Diese können bei den Betroffenen zu einer Beeinträchtigung des Lebensalltags, des sozialen Umfeldes und dem Nachkommen von sozialen Rollenverpflichtungen nach sich ziehen. Neben den hier thematisierten, psychiatrischen Versorgungsangeboten, werden seit mehreren Jahren zusätzlich ambulante, tagesklinische bis hin zu Home Treatment[6]-Angeboten offeriert (Sauter, 2011d).

Eine der möglichen zwingend erforderlichen Interventionsansätze, bei oben genannten ca. 20 %, umfasst die vollstationäre Krankenhausbehandlung, dazu wird auch die Behandlung auf einer Akutstation gezählt. Dieses Therapiesetting ist für die psychisch Kranken notwendig, wenn diese die täglichen Anforderungen, sowie die Selbstpflege bzw. -versorgung nicht mehr gewährleisten können und 24 Stunden täglich Unterstützung benötigen. Befindet sich der/die Betroffene in einer akuten seelischen

---

[4] *„Neigung zur Selbsttötung eines Menschen, der sich intensiv mit dem Gedanken befasst, sein Leben ein Ende zu setzen"* (Schädle-Deininger, 2010, S. 401).

[5] Der Begriff **Komorbidität** umfasst das Vorhandensein von mindestens zwei diagnostisch verschiedenen Krankheiten gleichzeitig bei einem Patienten. Dabei muss keine ursprüngliche Beziehung zwischen diesen Erkrankungen bestehen (Pschyrembel, 2014; Richter, 2001).

[6] Unter **Home Treatment** *„versteht sich als eine Begleitung psychiatrisch behandlungsbedürftiger Patienten in akuten Krankheitsphasen durch speziell ausgebildete multiprofessionelle ambulant tätige Behandlungsteams."* (Gühne, Weinmann, Arnold, Esra-Sultan, Becker, & Riedl-Heller, 2011, S. 114)

Krise[7], so wird diesem/dieser dort umfassend und dauerhaft, quasi ständig und in allen Lebensbereichen Hilfe und Unterstützung gewährleistet, um diese zu bewältigen (Sauter, 2011d). Laut Schätzungen von Heuer et al. (1999) sind 25 % aller Aufnahmen in einer Akutpsychiatrie auf eine nicht sachgemäße Einnahme von verordneten Medikamenten, also diverse Formen einer Non-Compliance, zurückzuführen (Hättenschweiler & Haker, 2004, S. 414).

Wenn es gesetzlich angeordnet oder situativ erforderlich ist, werden Zwangsbehandlungen und –maßnahmen innerhalb des akutpsychiatrischen Settings durchgeführt. Beispielsweise wenn die Patienten aggressives Verhalten gegenüber sich selbst, dem Personal oder Mitpatienten zeigen (Bernardi, 2004). Im Rahmen der akutpsychiatrischen Versorgung sind Zwangsmaßnahmen nicht unüblich. Sie können in diesem Kontext professionell angewendet werden, um einen Schutz vor Eigen- und Fremdaggression gewährleisten zu können. Diesen Maßnahmen bzw. Behandlungen umfassen all jene, die in der Regel gegen den Patientenwillen unternommen werden. Dazu zählen die Isolation in einem geschlossenen Raum und alle Maßnahmen, die eine körperliche Bewegungseinschränkung zur Folge haben. Das beinhaltet eine Fixierung bei der beispielsweise alle Gliedmaßen mittels speziellen, patientenschonenden Gurten an das Bett fixiert werden. Des Weiteren auch die Zwangsernährung bei Menschen, die nicht mehr essen wollen, beispielsweise aufgrund einer Essstörung, sowie die unfreiwillige Medikamentenverabreichung, welche oftmals in parentaler Form abläuft (Needham, 2011c).

Weiterhin ist diese Form der Versorgungseinrichtung angebracht, wenn ein Milieuwechsel notwendig bzw. sinnvoll erscheint oder Angehörige eine vorrübergehende Entlastung benötigen (Sauter, 2011d).

In all den vorgenannten Maßnahmen erfolgt ein multidisziplinärer Interventionsansatz, bestehenden aus ärztlichen, pflegerischen, therapeutischen und sozialpädagogischen Fachpersonal (Tölle & Windgasse, 2014).

Eine stationäre Aufnahme ist oftmals auch für das direkte soziale Umfeld und besonders für die Kinder der Betroffenen eine starke Belastung. Zwar ist eine Einweisung in eine beschützende Einrichtung bei einer seelischen Krise oder akuter Suizidalität meist

---

[7] Als **Krise** bezeichnet man einen stressauslösenden und dadurch belasteten Veränderungsprozess. Sie stellt ein zeitlich befristetes Ereignis dar (Sauter, 2011b, S. 95).

unumgänglich, aber die psychisch kranken Patienten sind dennoch Mutter bzw. Vater eines Kindes. Eine Trennung vom Elternteil kann für den Nachwuchs eine sehr belastende und auch traumatisierende Situation darstellen (Remschmidt & Mattejat, 1994). Für die Kinder stellt die plötzliche Aufnahme in eine psychiatrische Einheit einen Verlust des Elternteils und damit eine einschneidende Veränderung des familiären Alltags dar (Lenz, 2005).

Dauer des Aufenthalts

Laut Schneider, Falkei & Maier (2012) liegt die durchschnittliche Verweildauer bei einer stationären, psychiatrischen Behandlung bei knapp 23 Tagen. Die Verweildauer der Patienten auf einer Akutstation ist stark abhängig von der Krankheit, der Intensität der Symptomatik und der Compliance der Betroffenen sowie der Dauer der Krise und das Vorhandenseins bzw. der Ausprägung von Suizidalität (Lammel, 2001).

Zudem ist anzumerken, dass eine Komorbidität die Behandlungsdauer beeinflussen und diese dadurch auch verlängern kann (Richter, 2001). Laut einer Erhebung vom Klinikum und Poliklinikum für Psychiatrie der Universität Leipzig wiesen 29 % der psychiatrischen Aufnahmen mindestens zwei psychiatrische Diagnosen auf (Kluge, Hülsmann, Kopf, Angermeyer, & Becker, 2002).

Beispielsweise gibt es stark affektgestörte Patienten, welche sich innerhalb einer stark manischen Episode befinden und die Medikamenteneinnahme meist gänzlich verweigern. Grund hierfür ist, dass sich der/die Betroffene selbst während der akuten Phase grundsätzlich nicht krank oder unwohl fühlt und daher unbehandelt über Wochen auf der Station verweilen muss. Eine Folge davon kann sein, dass diese/r durch eine rechtlich angeordneter Zwangsmedikation gegen den Willen des Patienten behandelt werden muss (Schädle-Deininger, 2010; Bauer & Müller, 2005).

Unter anderem gibt es schwer depressive Patienten oder Patienten mit einer Borderline-Persönlichkeitsstörung, die oftmals über Monate hinweg auf einer Akutstation untergebracht werden müssen. Gerade bei der Borderline-Persönlichkeitsstörung kommt es häufig zu unvorhersehbaren Zuständen bezüglich einer intensiven emotionalen Erregung. Im Verlauf kann es auch zu einer dissoziativen Symptomatik sowie einer kognitiven Einschränkung kommen. Diese plötzliche Verschlechterung des emotionalen Zustandes kann zu massiven selbstverletzenden Handlungen führen, was wiederrum eine Einweisung in einer beschützenden Einrichtung bzw. eine Entlassung oder Verlegung aus diesem Setting unausweichlich macht (Bohus & Schmahl, 2007).

Zudem ist die Depression ebenso wie die Borderline-Persönlichkeitsstörung zum Teil mit Suizidimpulsen oder auch suizidalen Handlungsweisen verbunden. Bei 40 bis 90 % aller depressiven Patienten sind Suizidgedanken vorhanden und 20 bis 60 % der Betroffenen haben in ihrem Leben bereits einen Suizidversuch begangen (Rohde & Marneros, 2001). Bei der Borderline-Persönlichkeitsstörung liegt die Suizidrate bei fünf bis zehn Prozent (Bohus & Schmahl, 2007). Neben den suizidalen Verhaltensweisen kommt bei der BPS ein starker Wunsch nach Selbstverletzung hinzu (Bohus & Schmahl, 2007). Trotz angepasster Medikation müssen diese Betroffenen in einem geschützten Rahmen untergebracht werden, um ihre Sicherheit gewährleisten zu können. Dies kann oftmals nur auf einer geschlossenen Akutstation stattfinden, da dort 24 Stunden täglich eine kompetente Pflegekraft die Betroffenen überwachen und somit auch schützen kann (Schädle-Deininger, 2010; Hofmann, 2004).

Es gibt Studien darüber, dass die Einbeziehung der Angehörigen und Freunde in die Therapie die Compliance des Patienten positiv beeinflussen kann (Barkhof, Meijer, de Sonneville L, Liszen, & de Haan, 2012) und daher auch die psychiatrische Aufenthaltsdauer verkürzen könnte.

Arbeiten im Team

Um die Patienten in der Psychiatrie optimal versorgen zu können, arbeiten in diesem Fachbereich verschiedene Berufsgruppen (Ärzte, Pflegende, Therapeuten, Sozialarbeiter) eng zusammen (Sauter, 2011a; Tölle & Windgasse, 2014). Durch diese Multidisziplinarität des therapeutischen Teams entsteht eine umfassende und professionelle Versorgung.

Die Therapie einer psychischen Störung beinhaltet nicht nur die Diagnoseerstellung, sondern auch die Symptombekämpfung sowie das Erkennen und die Behandlung von äußeren und inneren Konsequenzen [8] der psychischen Erkrankung, zuzüglich der Wiedereingliederung in das soziale Umfeld und das Ermöglichen einer medizinischen, beruflichen und sozialen Rehabilitation. Dabei bedarf es medizinischen, pflegerischen, psychologischen, pädagogischen und sozialwissenschaftlichen Erkenntnissen. Zudem benötigt die psychiatrische Arbeit am Patienten ein Verständnis der Allgemein- und Alltagskultur und -struktur, dazu gehören sportliche, politische, künstlerische, philosophische und literarische Elemente. Aus diesem Pool von Fachbereichen und Kulturen kann eine psychische Störung in allen individuellen Lebensphasen abgefangen und verstanden werden, um den Patienten ein optimales, umfassendes und adäquates Behandlungsspektrum zu ermöglichen (Kaiser, 2004).

Da unterschiedliche Berufsgruppen zusammentreffen, kommt es zu einem dynamischen, komplementären Prozess. Es werden interdisziplinäre Diskussionen angeregt und es können unterschiedliche berufliche Perspektiven innerhalb der einzelnen Vorgänge bzw. Entscheidungen für die Patienten betrachtet werden (Schädle-Deininger, 2010). In der Psychiatrie erfolgen daher die Behandlungsplanung und die Zielentwicklung innerhalb der Sitzungen des interdisziplinären Teams, die die Lebensbedingungen der Patienten untersuchen und die individuellen Behandlungserfordernisse formulieren. Allerdings wird die Durchführung der einzelnen Maßnahmen am Patienten innerhalb einer Arbeitsteilung der Berufsgruppen strukturiert (Sauter, 2011c). Durch diese interdisziplinäre Teamarbeit werden die Patienten 24 Stunden täglich betreut und beobachtet. Dadurch erlebt vor allem die Pflegekraft den größten Teil der Alltagsrealität der Betroffenen (Fehrenbach, 2004). Das umfasst beispielsweise die persönlichen Bedürfnisse und Wünsche, die sozialen Beziehungen zur Außenwelt, familiäre Bindungen (Kinder, Partner/in), Essgewohnheiten und Freizeitgestaltung. Durch diesen multiprofessionellen Ansatzes können alle Defizite sowie die individuellen Kompetenzen und Ressourcen in jedem Lebensbereich der Betroffenen festgestellt, gefördert und behandelt werden.

Gerade der Fokus auf das direkte familiäre Umfeld (Kinder) und der notwendige Unterstützungsbedarf bei den elterlichen Anforderungen sollten innerhalb der interdisziplinären Zusammenarbeit berücksichtigt werden. Da vor allem psychisch kranke Eltern als Klientel, die Kinder und ihre adäquate Versorgung als alltägliches

---

[8] Diese Konsequenzen umfassen alle Auswirkungen, welche die Störung auf den/die Betroffene/n selbst (körperliche wie geistig), seine/ihre sozialen Beziehungen und dessen Umfeld nach sich gezogen haben (Kaiser, 2004).

Problem priorisieren. Daher sollte das multiprofessionelle Team in der Lage sein, die vorhandenen elterlichen Kompetenzen, aber auch Defizite feststellen zu können und den Betroffenen dabei zu helfen, diese zu stabilisieren bzw. zu beseitigen. Innerhalb der psychiatrischen Versorgung sollen die Patienten nicht auf die Krankheit bzw. Symptome reduziert, sondern ganzheitlich als System betrachtet werden. Diese Ansicht ist angelehnt an das Verständnis nach dem salutogenetischen Grundgedankens[9]. Es sollte wahrgenommen werden, dass die Betroffenen trotz der psychischen Störung in der Lage sind, in anderen Bereichen die krankheitsbedingten Defizite kompetent kompensieren zu können (so könnte ein Mensch trotz Wahnvorstellungen Lebensmittel für die Familie einkaufen gehen, ohne anderen Menschen aufzufallen).

Psychiatrisches Setting

Die akutpsychiatrische Aufnahme erfolgt nach den Krankenhausstandards. Wichtig innerhalb der Aufnahmesituation ist eine wohlwollende und wertschätzende Haltung der zuständigen Pflegekraft. Auch kann bereits hier die Bezugspflegeperson [10] das Aufnahmeverfahren mit dem neuen Patienten durchführen, um von Behandlungsbeginn an den Betroffenen Sicherheit, Vertrauen sowie die Hoffnung auf eine Symptomverbesserung zu vermitteln (Löhr & Abderhalden, 2011). Innerhalb des pflegerischen Aufnahmegesprächs (soweit es der psychische Zustand der Betroffenen zulässt) müssen behandlungsrelevante Aspekte eruiert werden. Dazu zählen unter anderem der Aufnahmegrund (persönliche Stellungnahme/Erklärung durch Patient/in), der Grad der Orientierung (zur Person, zur Örtlichkeit, zur Situation) sowie des Bewusstseins (pathologisch beispielsweise Stupor), auffällige Äußerungen (Verfolgungsideen, Wahnvorstellungen, Stimmen hören), Status der Suizidalität (Abgabe eines Anti-Suizid-Versprechens), Angabe von Allergien, Unverträglichkeiten und der BMI. Des Weiteren sollte nach einer Kontaktperson für den Notfall gefragt werden und in welchem familiären System (Familienstand, Kinder) der/die Betroffene eingebettet ist (Abderhalden, 2011).

---

[9] vgl. Kapitel 5.2 *Das Konzept der Salutogenese*
[10] vgl. Kapitel 3.2 *Das Konzept der Bezugspflege*

Im Anschluss an das Aufnahmeverfahren sollten dem/der Patient/in zunächst die Regeln und der Tagesablauf innerhalb der Akutpsychiatrie vorgestellt werden. Da es sich um eine beschützende Einrichtung handelt, auf welcher besonders suizidale aber auch psychotische oder aggressive Patienten zusammentreffen, gibt es einige Verbote und Regeln. Gerade Scheren, Messer, Nadeln, Rasierer, jegliche Form von Alkohol (auch beispielsweise Mundwasser mit Alkohol) und diverse Gegenstände aus Glas (beispielsweise Parfüm, Deo Roller, Tagescremes) sowie Drogen sind ausnahmslos auf der Station verboten.

Denn grundsätzlich beinhaltet die höchste Priorität der akutpsychiatrischen Arbeit die Patienten vor sich, dessen akuten Krankheitszustand und den Mitpatienten zu schützen (Neu, 2008). Aufgrund der Krankheitsbilder wie Depression, Borderline-Persönlichkeitsstörung, Schizophrenie oder bipolarer Störungen ist das Risiko für suizidale Handlungen auf der Akutstation besonders hoch (Müller-Spahn & Hoffmann-Richter, 2000). Es ist zu erwähnen, dass Patienten, welche besonders suizidgefährdet oder aggressiv sind, in einen Überwachungsstatus eingeteilt werden können (Neu, 2008). Der Überwachungsstatus umfasst einen gesonderten Raum, in welchem zum Eigenschutz eine Kamera angebracht worden ist, welche durchgehend zusätzlich überwacht. Zudem wurden sämtliche Gegenstände (beispielsweise Gürtel, Schnürsenkel, BH, Brille, Kabel, Elektrogeräte), mit denen sich die Betroffenen verletzen könnten, entfernt.

Erhält ein/e Betroffene/r diesen Status auf der Station, so wird diese/r ständig in 1:1 Betreuung durch eine Pflegeperson überwacht und begleitet (Neu, 2008). So ist es dem/der überwachten Patient/in nur unter Aufsicht der Pflege gestattet das Zimmer zu verlassen.

Regelmäßig finden Kurvenvisiten und Teamsitzungen statt, dabei wird jede/r einzelne Patient/in besprochen (Sauter, 2011c). Thematisiert wird dabei vor allem der aktuelle psychische Zustand, Status der Medikamenteneinnahme sowie Äußerungen über Nebenwirkungen, Suizidalität, sowie gegebenenfalls die Notwendigkeit eines Überwachungsstatus, Einleitung von notwendigen Kriseninterventionen, das Verhalten auf der Station und zu Mitpatienten, Umgang mit Besuchen und Angehörigen, Stimmung und Kontaktfreudigkeit, Compliance, Mitarbeit in der Ergotherapie und auch der weitere Behandlungsweg. Je nach Einrichtung, findet im Anschluss oftmals noch eine „Übergabe am Bett" statt, das bedeutet, das Team besucht jeden Patienten direkt am Zimmer und spricht mit ihm/ihr über den aktuellen psychischen Zustand, Entlassungsprobleme (beispielsweise Verweigerung der Medikamenteneinnahme, hohe Aggressivität, Non-Compliance, hohe Suizidalität) sowie gegebenenfalls über mögliche Entlassungs- bzw. Verlegungsvorschläge.

Von pflegerischer Seite aus wird den Patienten im Normalfall täglich eine Gruppenaktivität angeboten. Dadurch soll das Gruppenverhalten der Patienten aufgezeigt werden, zudem können unter Umständen Defizite oder Übertreibungen des Sozialverhaltens festgestellt werden, die für den/die Patienten/in außerhalb der geschlossene Station problematisch sein können und daher als Pflegeproblem mit geeigneten Maßnahmen behandelt werden sollte. So wird gemeinsam zum Kegeln, Einkaufen, Spazieren oder Schwimmen gegangen. Dabei ist immer mindestens eine Pflegekraft (je nach Gruppengröße) anwesend. Immerhin soll dabei eruiert werden, ob die Patienten in der Lage sind, sich außerhalb des beschützenden Bereichs orientieren und die anfallenden Belastungen bewältigen zu können. Wichtig ist dabei, die Patienten nicht zu überfordern, diese sollen Erfolgserlebnisse spüren und vorhandene Kompetenzen aufgezeigt bekommen (Holnburger, 1999). Bevor die Patienten entlassen oder auf eine offene psychiatrische Station verlegt werden können, muss im Regelfall mindestens eine Belastungserprobung über einen Tag bis hin zu einem kompletten Wochenende gewährt worden sein (Löhr & Abderhalden, 2011). Im Anschluss werden dann in den meisten Fällen die Angehörigen kontaktiert, um feststellen zu können, ob der psychische Zustand soweit stabil ist, dass der/die Patient/in in der Lage ist, die geschlossene Einheit zu verlassen.

Des Weiteren wird mehrmals die Woche eine Ergotherapie auf der Station angeboten. Im Mittelpunkt der ergotherapeutischen Einheit stehen die Bedürfnisse der Patienten, die individuellen alltäglichen Anforderungen sowie dessen Umfeld. Die Grundhaltung der Ergotherapie gilt als ressourcenbezogen, handlungsorientiert, alltagsrelevant und klientenzentriert. Während dieser Therapieform sollen die Betroffenen lernen, Eigeninitiative und Selbstbewusstsein zu entwickeln, um bewusst ihre individuellen Schwierigkeiten und Verhaltensweisen wahrzunehmen. Eine Besonderheit der ergotherapeutischen Arbeit liegt im breiten Arbeitsspektrum. Dieses ist angepasst an die institutionellen Bedingungen und kann auf verschiedene Variations- und Einsatzmöglichkeiten zurückgreifen. Die typischen therapeutischen Mittel sind unter anderem Musik und Bewegung, Alltagsverrichtungen wie Kochen/Backen, Spiele, handwerkliche Techniken und bildnerisches Gestalten. So können die Patienten während des Aufenthalts in der Akutpsychiatrie innerhalb der Ergotherapie ressourcenorientiert malen und basteln (z. B. Seidenmalerei, Holzarbeiten) (Witschi, 2004).

Für die geschäftlichen, sozialen, amtlichen und finanziellen Probleme bzw. Fragen steht oftmals ein/e Sozialpädagoge/in auf der Station zur Verfügung. Diese/r stellt eine unterstützende Einheit bezüglich der Gewährleistung oder Herstellung von größtmöglicher Autonomie innerhalb der Realisierung des individuellen Lebens und damit verbundenen sozialen Beziehungen dar. Zudem soll durch die sozialpädagogische Arbeit auf eine Ressourcenorientierung und -erschließung abgezielt und die Partizipation und Integrationsförderung innerhalb der Gesellschaft ermöglicht werden. relevante Themen sind dabei beispielsweise die Unterstützung bei der Wohnungs- und Berufssuche, Vernetzungsleistungen (z. B. Vermittlung von Selbsthilfegruppen), Schuldenberatung, oder die Suche und Vermittlung nach zukünftigen Einrichtungen (beispielsweise ein geschlossenes Heim, Wohngruppe). Auch bei Fragen über Erziehungshilfe und Sorgerecht kann der Sozialdienst helfen und einen Kontakt zum Jugendamt herstellen. Innerhalb des interdisziplinären Teams stellt die soziale Arbeit den Aufklärungs- und Informationslieferanten über die soziale Situation und die von der Umwelt erschließbaren Ressourcen sowie die dabei beobachteten pathologischen Auffälligkeiten (z. B. schlechtes Verhältnis zum Kind) des/der Betroffenen dar (Dziomba & Osterfeld, 2007; Sommerfeld & Hierlemann, 2004).

Gerade in der Zeit kurz nach der Aufnahme ist es schwer für das Klinikpersonal adäquat mit der psychisch kranken Person zu kommunizieren. Meist sind die Betroffenen in einer tiefen Trauer, haben gerade einen Suizidversuch überlebt oder erfahren aktuell eine starke Wahnwahrnehmung. Während dieser sensiblen Phase liegt die Behandlungspriorität bei dem Medikamententraining zur Symptombekämpfung, dem Anbieten von pflegerischen, therapeutischen oder sozialpädagogischen Gesprächen sowie der Krisenintervention. Umso kooperativer und absprachefähiger ein/e Patient/in ist, desto früher sind auch individuelle Bezugspflegegespräche mit diesem/r möglich. Dadurch können dann gemeinsam mit den Betroffenen Pflegedefizite bzw. -probleme (beispielsweise die *„Beeinträchtige Übernahme der elterlichen Rolle"* [11]) mittels Gesprächen und der professionellen Krankenbeobachtung eruiert und individuell ausgewählte pflegerische Maßnahmen getroffenen werden.

Oftmals dauert der Aufenthalt von psychisch Kranken mehrere Wochen (Schneider et al., 2012). Teilweise wirken manche Patienten bereits nach kurzer Zeit bezüglich des psychischen Zustandes stabil, können allerdings aufgrund eines richterlichen Beschlusses, des subjektiven Empfindens oder durch die ärztliche Anweisung hin, die Station noch nicht verlassen. In dieser Zeit besuchen die Patienten die Ergotherapie, nehmen regelmäßige pflegerische, ärztliche, therapeutische und sozialpädagogische Gespräche war, nutzen die Freizeitangebote der Station, bekommen regelmäßig Besuch und gehen mit diesem oftmals auch in ihre stündlich begrenzten Ausgänge auf das Klinikgelände. Zu diesem Zeitpunkt könnte die Facheinheit Pflege die Begleitung der Kinder der Betroffenen innerhalb des akutpsychiatrischen Settings etablieren. Zum einen weil diese bezüglich des psychischen Zustand grundsätzlich so stabil sind, dass mit ihnen ein adäquates Gespräch über dessen Kinder, die Beziehung, sowie Elternschaft und ihre Anforderungen führen kann. Zum anderen da diese bereits kontinuierlichen Besuch von familiärer Seite und auch ihren Kindern bekommen. So könnte im Vorfeld eine professionelle Krankenbeobachtung während der Kinderbesuche stattfinden und mit Hilfe von therapeutischen, pflegerischen Gesprächen elterliche Kompetenzen gefördert, sowie Defizite und Ängste rückgemeldet und abgebaut werden.

3.2 Das Tätigkeitsfeld der Pflege

Die Pflegeziele in der psychiatrischen Versorgung liegen bei der Kompensation von Defiziten, der Bewältigung von seelischen Krisen, das frühzeitige Erkennen von kritischen Situationen (z. B. Suizidversuch), Alltagsbewältigung (z. B. Anforderungen der Elternschaft) trotz psychischer Erkrankung und die Nutzung der noch vorhandenen eigenen und sozialen Ressourcen (von dem Berge, 2010).

---

[11] vgl. Kapitel 4.3 Pflegediagnose nach NANDA

Die qualifizierte Pflegekraft gilt laut Lüthi & Abderhalden (2004) im psychiatrischen Setting als Spezialist/in für das Alltägliche und Allgemeine, da die psychiatrische Pflege eine Hilfestellung für psychisch Kranke bei den krankheitsbedingten Auswirkungen und Schwierigkeiten im Alltag darstellt und die Betroffenen unterstützt diese auszuhalten, zu bewältigen und zu lindern. Auch gilt die Pflegefachkraft als eine Alltagsunterstützung, indem sie den Patienten hilft, diesen so zu gestalten, dass er zu dessen seelischem Wohlbefinden beiträgt und an dessen Umwelt angepasst ist. Besonders soll die Pflege durch Maßnahmen im Bereich des expliziten Alltagsgeschehens der Patienten die psychische Störung beeinflussen und auch eine Hilfestellung für die Angehörigen darstellen, indem sie bei der Gestaltung des Zusammenlebens unterstützend wirkt (Lüthi & Abderhalden, 2004). Die Pflege hat einen direkten Einblick in konkreten Alltagssituationen der Patienten und auch pflegerisches Fachwissen über die individuellen, krankheitsbedingten Auswirkungen auf sämtliche Lebensbereiche der Betroffenen (Wiegand & Schädle-Deininger, 1998; Schädle-Deininger & Villinger, 1996).

Um diese Ziele erreichen zu können, müssen unterschiedliche pflegerische Maßnahmen ergriffen werden. Auf einer Akutstation gibt es eine Vielzahl von Maßnahmen, allerdings sollen im folgenden Abschnitt nur die für das Thema der Versorgung und Erziehung der Kinder relevanten Tätigkeiten aufgezeigt werden.

Krankenbeobachtung

Größtenteils beinhaltet die psychiatrische Pflege einen interpersonellen Prozess. Ab dem Erstkontakt zum Patienten werden von der Pflegekraft Beobachtungen gemacht, da primär die Ausformulierung von Pflegeproblemen und -ressourcen mit Hilfe dieser professionellen Wahrnehmungen festgelegt werden.

Auch um für die Patienten realistische Pflegeziele und patientenorientierte Maßnahmen eruieren zu können, muss sich die Pflege auf ihre zuvor angestellten

Krankenbeobachtungen[12] stützen. Der Schwerpunkt dieser liegt dabei unter anderem auf dem Kontaktverhalten, der Kommunikationsfähigkeit, der Mimik und Gestik, der Sprache, der Körperhaltung, der Orientierung, der Stimmung, der Gefühle sowie auf dem äußeren Erscheinungsbild (Jander, 2010). Gerade in der Psychiatrie wird bei der Patientenbeobachtung besonderen Wert auf die auf der Station gezeigten Alltagsstrukturen, wie die Krankheitseinsicht und der Umgang mit dieser, Stimmungsschwankungen im Tagesverlauf, Gesprächsbereitschaft, Aufgeschlossenheit, Äußerungen auffälliger Wahrnehmungen (z. B. über Stimmen hören), Freizeitverhalten, Gestaltung des Privatbereichs, soziale Fähigkeiten (beispielsweise Pünktlichkeit, Ordnung) sowie die Integration in die Stationsgemeinschaft und das Verhalten bei Besuchen (Brinker, 2007).

Die Schwerpunkte der Krankenbeobachtung lassen Rückschlüsse auf das soziale und familiäre Umfeld der Patienten zu. Gerade der Umgang mit der Krankheitseinsicht betrifft vor allem die Kinder (Scherber, 2008). Oftmals kommt im häuslichen Umfeld hinzu, dass die psychisch kranke Person die Erkrankung dessen nicht akzeptiert oder versucht diese vor der Familie zu verleugnen. Dies stellt für das familiäre System eine enorme Belastung dar (Schmutz, 2010; Jungbauer & Angermayer, 2005).

Im Rahmen der psychiatrischen Krankenbeobachtung wird besonderer Wert auf die Stimmung, den Affekt und die Krankheitseinsicht gelegt. Diese können Auskunft über die aktuelle Ausprägung der Krankheitssymptomatik geben und sind daher im akutpsychiatrischen Setting unumgänglich. Zur Krankenbeobachtung zählt auch der Umgang und Kontakt mit Familienangehörigen während der Besuchszeit. Dies lässt Schlussfolgerungen auf die Umsetzung und Bewältigung der Erziehungsaufgabe gegenüber der Kinder sowie dem grundsätzlichen Umgang mit dem Nachwuchs zu (beispielsweise redet der/die Patient/in offen über die Krankheit/Symptome/Behandlung, beantwortet er/sie Fragen, reagiert und achtet er/sie adäquat und prompt auf die kindlichen Bedürfnisse/Wünsche). All diese Reaktionen und Verhaltensweisen von Patienten innerhalb des familiären Systems könnten während der Besuche auf der Station vom Pflegepersonal beobachtet werden und könnten

---

[12]Allerdings ist festzuhalten, dass alle Beobachtungen subjektiv sind und durch verschiedene Faktoren (z. B. Vorurteile, Vorinformationen, Kultur) beeinflusst werden können. Aus diesem Grund ist es wichtig, bei der Beobachtung eines psychiatrischen Patienten zwischen einer Wahrnehmung und deren Interpretationen zu unterscheiden. Da diese ein anschauliches und umfassendes Bild von den Patienten und deren Verhaltens wiedergeben sollen, müssen diese frei von Bewertungen sein. Eigene Interpretationen sollen in der Dokumentation gekennzeichnet werden (Jander, 2010).

anschließend für die Unterstützung der elterlichen Aufgaben als pflegerisches Ziel nutzbar gemacht werden.

Das Konzept der Bezugspflege

Äußerst wichtig bei der psychiatrischen Pflege ist der Beziehungsaufbau zum Patienten. Grund hierfür ist, dass alle psychischen Störungen dafür sorgen können, dass die Betroffenen oftmals eine gestörte Beziehung zu deren Umwelt erleben können. Diese Menschen erfahren aufgrund ihrer psychischen Erkrankungen meist Stigmatisierungen und Vorurteile von Gesunden aufgrund ihrer Einschränkungen. Daher werden dem/der Kranken typische Eigenschaften wie hohe Aggressivität, Unberechenbarkeit und Unzurechnungsfähigkeit unterstellt, welche jedoch relativ selten bei Betroffenen erkennbar sind. Wegen diesen Zuschreibungen kommt es oft zu Unsicherheit und Angst vor Ablehnung gegenüber der Gesellschaft, so dass viele psychisch Kranke den sozialen Rückzug anstreben und sich somit meist vollkommen aus dem stigmatisierenden Umfeld zurückziehen (Wolff, 2011; Christiansen & Pleiniger-Hoffmann, 2006). Dies betrifft nicht nur die Patienten selbst, sondern auch deren Kinder. Oftmals wird versucht, die seelischen Krisen innerhalb der Familie zu klären (Christiansen & Pleiniger-Hoffmann, 2006).

Innerhalb der Akutstation besteht für die Patienten keine Möglichkeit des absoluten Rückzugs. Daher müssen sie früher oder später unweigerlich in Kontakt mit einer Pflegekraft treten. Demnach ist eine Beziehungsentwicklung zum/r Betroffenen unumgänglich. Die Frage dabei ist daher nicht ob, sondern, wie diese Beziehung am Besten gestaltet werden kann. Denn das Ziel dabei ist, zum/r Patienten/in ein vertrauensvolles Verhältnis aufzubauen (Wolff, 2011).

Aus diesem Grund ist die Beziehungsgestaltung eine der zentralen Aufgaben der psychiatrischen Pflege. Während des Aufenthalts im psychiatrischen Krankenhaus erlebt die Pflegefachkraft die Betroffenen in unterschiedlichen, teilweise alltagsähnlichen Situationen (z. B. in Krisen, während Kontakt zum familiären/sozialen Umfeld und ihren Kindern, im Stationsalltag, bei der Essensaufnahme, dem Schlaf-, und Wachrhythmus). Aber auch in schwierigen oder beschämenden Situationen (beispielsweise jegliche Form von Zwangsmaßnahmen, unwillkürlichen Gefühlsäußerungen wie Weinen/Schreien oder stark unangenehme Nebenwirkungen der Medikamente). Um einen professionellen Beziehungsaufbau zum Patienten zu gewährleisten, bedient man sich in der Psychiatriepflege an dem Konzept der Bezugspflege. Dabei wird jedem Patienten eine Pflegekraft zugeteilt, um sich auf eine professionelle Beziehung mit dieser einlassen zu können. Diese pflegerische Bezugsperson ist verantwortlich für die zugewiesenen Patienten und soll für diese eine begleitende und betreuende Einheit darstellen, die diesen mit Akzeptanz und Respekt entgegentritt. Diese Pflegeperson setzt sich umfassend mit der Krankheits- und Lebensgeschichte, sowie dessen familiärem und sozialem Umfeld auseinander und orientiert sich dabei an dem Erhalt oder der Wiederherstellung der Autonomie. Demnach gibt es eine/n feste/n pflegerische/n Ansprechpartner/in für jeden Patienten auf der Station, welche/r sich ausführlich mit dem/r Patienten/in, seiner/ihrer Krankheit und seiner/ihrer Biographie auseinandersetzt, um ihm/ihr zur Seite zu stehen (Schädle-Deininger, 2010). Das heißt, die Bezugsperson auf der Station lernt die Patienten innerhalb der professionellen Beziehungsebene sehr persönlich kennen, die individuellen Wünsche, Ängste, Hoffnungen, Bedürfnisse sowie den Alltag außerhalb der Station. Dazu zählt besonders der Umgang mit dem sozialen und familiären Umfeld.

Die Bezugskraft erhält meist die Möglichkeit mit den Angehörigen und Kindern direkt in Kontakt zu treten. Sie informiert diese über den Gesundheitszustand des Patienten, erkundigt sich nach dem Eigenerleben des Kindes und wirkt gleichzeitig als Trost spendende Einheit gegenüber den Angehörigen und Kindern (Lenz, 2005).

Die Bezugspflegekraft trägt die Verantwortung für ihre zugeteilten Patienten. Das heißt, sie soll weitgehende Entscheidungsbefugnisse haben, ist zuständig für den Pflegeprozess (Pflegezielentwicklung, Maßnahmenplanung und -durchführung, Evaluation) und steht in direkter Kommunikation zu anderen Berufsgruppen (z. B. Dreiergespräche zwischen Patient/in, Arzt/Ärztin und Pflegekraft). Außerdem soll diese die Kontinuität und Koordination einer professionellen Pflege gewährleisten und die Patienten von der Aufnahme bis zur Entlassung der Station begleiten. Zudem soll die Bezugspflegekraft die Patienten dabei unterstützen, den Kontakt zu deren sozialem Umfeld herzustellen bzw. zu verbessern (Abderhalden & Needham, 1999 zitiert nach Needham, 2011).

Die Bezugspflegekraft kann daher mit einer sozialen Ressource der Patienten gleichgesetzt werden, die diesen bei der Behandlung während des akutpsychiatrischen Aufenthalts zugeteilt ist. Durch den persönlichen Einblick in die Erlebniswelt der Patienten könnte die Bezugskraft dem/der Betroffenen im Kontakt zum Kind eine Hilfestellung geben und diese/n beispielsweise anleiten, wie dem Kind die Diagnose altersgerecht erläutert werden kann. Immerhin ist laut Lenz (2005) die Pflegekraft bereits direkt im Kontakt zu den betroffenen Kindern. Da der Fachbereich Pflege ständig auf der Station vertreten ist, kann dieser als zentrale Anlaufstelle für die Kinder von psychisch Kranken gesehen werden. Aktuell finden diese Interaktionen nur spontan und ungeplant statt, aber diese Kontakte zur Pflege werden von den Kindern laut Lenz (2005) als ein sehr positives Erlebnis dargestellt. Diese stellt einen zentralen Ansatzpunkt für die Integration der Kinder psychisch Kranker in deren Behandlung dar.

Umgang mit psychiatrischen Notfällen

Innerhalb der psychiatrischen Versorgung kommt es nicht selten zu Notfallsituationen. Bei einem psychiatrischen Notfall handelt es sich um ein medizinisches Problem der Betroffenen. Daher ist das Hauptziel bei der Behandlung das Überleben sicherzustellen und gesundheitliche Schäden zu vermeiden. Aus diesem Grund stehen an dieser Stelle vor allem medizinische Maßnahmen im Vordergrund (Grube, 2010).

Vorläufer eines psychiatrischen Notfalls kann eine seelische Krise sein. Diese Krise kann entweder ein traumatisches Erlebnis umfassen. Oder die Ursache liegt darin, dass der/die Betroffene nicht in der Lage ist, eine innere Konfliktsituation zu bewältigen (Grube, 2010). Eine solche Krise könnte beispielsweise durch die Anforderungen der Elternschaft (z. B. Sorge um das Kind) in Kombination mit einer psychischen Störung beim Elternteil ausgelöst werden (Nicholson et al., 1998).

Kommt es zu einer psychischen Krise, so muss das Team eine Krisenintervention einleiten. Dabei werden seelische Mechanismen wiederhergestellt, welche die Betroffenen benötigt, um diesen inneren Konflikt oder das Erlebte verarbeiten bzw. bewältigen zu können (Grube, 2010).

Häufig sind unruhige oder erregte Notfallpatienten aggressiv gegenüber dem Pflegepersonal, aus diesem Grund gibt es Sicherheitssysteme (Personensicherheitspiepser) Sicherheitstrainings (Fixierübungen, Deeskalationsschulungen) und Sicherungsmöglichkeiten (vorbereitetes Fixierbett), die in einigen Situationen unumgänglich sind (Grube, 2010).

Krisensituationen finden auch außerhalb der Station statt. Für die Kinder des psychisch Kranken ist es meist ein sehr belastendes Ereignis. Oftmals empfinden diese Kinder Schuldgefühle, da sie die Ursache für eine seelische Krise oder deren Zustandsverschlechterung bei sich selbst sehen (Scherber, 2008).

Es kommt bei diesen Krisen vor, dass der psychisch kranke Elternteil handgreiflich oder aggressiv (beispielsweise in einer psychotischen Episode) gegenüber dessen Kindern wird oder diese ganz vernachlässigt (beispielsweise bei einer schweren Depression mit Antriebstörung) und ihrem Schicksal überlässt (Mattejat & Remschmidt, 2008; Scherber, 2008; Schwank, 2012).

Um die Versorgung von psychisch kranken Patienten zu gewährleisten, muss sich die Pflegefachkraft individuell auf jede/n Betroffene/n neu einstellen. Damit dies in der Praxis möglich ist, werden von der Pflegeperson verschiedene Rollen eingenommen. Diese werden nun vorgestellt und beleuchtet.

3.3   Rollenvielfalt in der psychiatrischen Pflege

Innerhalb der psychiatrischen Arbeit nimmt die Pflegekraft verschiedene Rollen [13] (Ziegenhahn & Deneke, 2014) ein. Diese Übernahme ist davon abhängig, welche Aufgabe sie aktuell wahrnimmt und mit welcher Person sie dabei agiert. Da die Pflege auf einer psychiatrischen Station nicht nur mit Patienten in Kontakt tritt, sondern mit

---

[13] *„Soziale Rollen sind Bündel normativer Erwartungen, die sich an das Verhalten von Positionsinhabern in Interaktionssituationen richten. [...] Soziale Rollen sind an Positionen im gesellschaftlichen Beziehungsgeflecht geknüpft. [...] Jede soziale Position steht in einem Feld von Beziehungen zu mehreren Bezugsgruppen oder -personen, die jeweils eigene, u. U. auch konfligierende, Rollenerwartungen an den Positionsinhaber herantragen."* (Dreitzel, 1979, S. 71f)

Angehörigen, anderen Berufsgruppen und auch nicht therapeutischen Krankenhausmitarbeitern, nimmt die professionelle Pflegefachkraft je nachdem eine passende Rolle ein. Innerhalb der direkten Arbeit am Patienten übernimmt die Pflegeperson verschiedene Rollen, um diesen umfassend und kompetent während des Stationsaufenthalts zur Seite zu stehen und zu versorgen (Peplau, 1995; Needham, 2011a).

Hildegard Peplau gilt als die erste Pflegewissenschaftlerin und beschäftigte sich bereits Mitte des 20. Jahrhunderts mit der Beziehung zwischen Pflegekraft und zu Pflegendem. Sie entwickelte ein Modell um die pflegerische Beziehung zum Patienten optimal fördern zu können (Peplau, 1995; Lührmann, 2010). Innerhalb dieses Konzepts hat Peplau sechs Rollen für die Pflegekraft ausgearbeitet: Die Rolle als Fremder, als Unterstützender, als Lehrender, als Führungsrolle, als Stellvertreter und als Berater. Diese lassen sich allerdings nicht strikt trennen, sondern sind innerhalb des interpersonellen Pflegeprozesses kollektiv vernetzt. Die einzelnen Rollen [14] , die innerhalb der Interaktion zwischen Pflege und Patienten eingenommen werden, ergeben sich zum einen aus der Erforderlichkeit der Zusammenarbeit mit dem psychisch kranken Individuum und zum anderen aus den von der Gesellschaft bzw. der Institution gestellten Aufgaben (Schädle-Deininger, 2010; Peplau, 1995).

Die pädagogische Einheit stellt die Rolle des Lehrenden dar. Dabei handelt es sich um die Wissensvermittlung, allerdings soll diese auf die zukünftige Selbstständigkeit des Patienten abzielen (Schädle-Deininger, 2010). So könnte die Pflegekraft ausgehend von der professionellen Krankenbeobachtung bezüglich der individuell, auf der Station gezeigten Alltagsstrukturen (z. B. Kontakt zum sozialen und familiären Umfeld, Umgang mit den Kindern, Umgang mit Erziehungsanforderungen, Essensaufnahme) die persönlichen Ressourcen der Patienten feststellen. Diese Ressourcen (beispielweise Durchsetzungsvermögen gegenüber Mitpatienten, offener Umgang mit der Erkrankung) sollen dem/der Patienten/in rückgemeldet und anschließend ermutigt werden, diese Kompetenzen auch bei der Erziehung und im Kontakt zum Kind zu zeigen. Der größte Anteil der Patienten ist, außerhalb der Akutphase, verantwortungsvolle, funktionierende

---

[14] Es ist zu erwähnen, dass es Intra- und Interrollenkonflikte gibt, das heißt entweder, dass es innerhalb der eingenommenen Rolle für das Individuum zu Probleme oder Widersprüche kommt oder es zwischen verschiedenen Rollen Streitigkeiten gibt. Die Konflikte sind omnipräsent. Es können beispielsweise die Rollenerwartungen oder das Rollenverhalten nicht vom Individuum adäquat erfüllt werden z. B. das Elternteil erwartet Trost vom Kind oder sexualisierte Verhaltensweisen gegenüber dem Kind (Dreitzel, 1979).

und liebevolle Eltern, welche aber aufgrund ihrer Krankheit oftmals verunsichert sind.

Diese Verunsicherung wird meist gegenüber dem Pflegepersonal offengelegt, sollte daher seitens der Pflege erkannt und gegebenenfalls ein Kontakt zu einer Erziehungsberatung herstellt werden.

Die beratende Rolle stellt laut Peplau die meisten Anforderungen an die Pflegefachperson. Diese soll die Patienten befähigen die eigene Situation zu reflektieren, Schlussfolgerungen daraus zu ziehen und abschließend die individuelle Autonomie zurück zu erhalten. Diese Beratungsrolle kann nur eingenommen werden, wenn der/die Patient/in seine/ihre Wünsche und Bedürfnisse individuell äußert (Schädle-Deininger, 2010). Wird der Themenkomplex der Elternschaft mit ihren Anforderungen und Aufgaben betrachtet, so muss die Pflegekraft in der Lage sein, die Patienten adäquat in dessen Elternrolle zu begleiten und zu beraten. Im Vorfeld sollte mit dem/der Patienten/in daher den Umgang mit dessen Kindern thematisiert und aktuelle professionelle Beobachtungen (beispielsweise bei Besuchen auf der Station) durchgeführt werden. Es muss dabei festgestellt werden, ab welchem Zeitpunkt die Patienten im Kontakt zu den Kindern überfordert sind. Eine Möglichkeit wäre auch, die Besuche der Kinder mit den Patienten nachzubereiten, das bedeutet gemeinsam über das Erlebte zu sprechen, Rückmeldungen des Patienten einzuholen (welche Aspekte beim Besuch wirkten bedrohlich/überfordernd/Angst auslösend) oder auch gemeinsam Möglichkeiten des Rückzugs aus der Situation bei Überforderung zu entwickeln. Gleichzeitig muss die Pflegekraft gegebenenfalls dem Kind als Ressource zur Verfügung stehen. Beispielsweise diesem altersgerecht erklären, wieso der erkrankte Elternteil aktuell nicht in der Lage ist, sich dem Kontakt und den Fragen zu stellen.

Auch sollten dabei konkrete Alltagssituationen besprochen werden, z. B. der Umgang mit einer beginnenden seelischen Krisensituation. Soweit es möglich ist, soll der/die Patient/in diese reflektieren und für sich Handlungsweisen eruieren, die er/sie bei Bedarf anwenden kann, um das Kind vor sich selbst zu schützen (z. B. mit der Erstellung eines Notfallplans in der Krise) (Schädle-Deininger, 2010).

Demnach kann festgehalten werden, dass eine professionelle Pflegekraft innerhalb des psychiatrischen Fachgebietes in der Lage sein muss, individuell für die Patienten abgestimmte Rollen einnehmen zu können. Um eine umfassende und kompetente Versorgung dieser und deren individuellen Bedürfnisse zu ermöglichen. Die Pflegekraft kann daher als Ressource für die Patienten, aber auch für deren Kinder gesehen werden. Sie muss situationsangepasst, adäquat reagieren, um beiden Parteien im Kontakt untereinander Unterstützung und Hilfestellung zu bieten. Um die passende Rolle anzuwenden und eine geeignete Unterstützung während des psychiatrischen Aufenthalts zu sein, ist eine professionelle Krankenbeobachtung der Patienten unumgänglich. Nur mit Hilfe von diesen kann die Pflegekraft individuelle Rückmeldungen über die Betroffenen geben und deren Kompetenzen sowie Ressourcen feststellen. Daher müssen alle pflegerischen Handlungen individuell und situationsangepasst sein. Das bedeutet, nur, wenn sich diese richtig verstanden und von dem Fachbereich Pflege aufgefangen fühlen, lassen sie eine Hilfestellung zu. Der/die Betroffene muss als Individuum mit persönlichen Ressourcen und Defiziten betrachtet werden. Wenn die Pflegekraft diese im Vorfeld durch Gespräche und Beobachtungen feststellen kann, ist eine adäquate und individuelle Hilfe bei der Krankheitsbewältigung möglich. Somit kann dem/der Betroffenen bei den elterlichen Anforderungen trotz einer psychischen Erkrankung zur Seite gestanden werden.

Rollen in der Angehörigenarbeit

Auch in der Angehörigenarbeit sollten verschiedene Rollen eingenommen werden. Gerade im Umgang mit den Kindern ist es wichtig, diese situations- und besonders altersabhängig passend zu wählen. Das Kind sollte im Kontakt ernst genommen und weder über-, noch unterfordert werden. Die Pflegekraft sollte die Patienten dabei unterstützen, dem Kind altersgerechte Informationen über die Krankheitsursache und die Entwicklung eines Krisenplans zu vermitteln. Dabei muss der Elternteil selbst entscheiden, in welchem Umfang das Kind über die Krankheit informiert werden darf. Es ist festzuhalten, dass die Eltern für das betroffene Kind stets die Eltern bleiben, auch wenn diese eine psychische Störung aufweisen. Sofern das Sorgerecht durch das Jugendamt nicht eingeschränkt ist, bestimmen die Eltern über das Wohl der Kinder. Es muss für den Fachbereich Pflege klar sein, dass die Eltern und ihre Kinder mit den gegebenen Informationen zum Krankheitsbild leben müssen und daher entscheiden müssen, in welchem Rahmen die Aufklärung stattfindet.

Der/die psychische kranke Patient/in soll stets als Elternteil angesehen werden. Die Pflegeperson muss eine beratende und unterstützende Rolle gegenüber dessen elterlichen Aufgaben einnehmen. Dem Kind muss bei Besuchen auf der Station, durch altersgerechte Informationen, Sicherheit vermittelt werden. Zum einen über die Institutionen, über den Aufbau, die Mitarbeiter/innen, Behandlungsformen, aber auch über das erkrankte Elternteil an sich (z. B. über Angebote zu Freizeitaktivitäten, Verhalten auf der Station, Verbesserungen des psychischen Zustandes, positive Einflüsse durch regelmäßige Besuche). Mit diesen Informationen sollten dem Kind die Ängste, Verunsicherungen und Vorurteile gegenüber einer psychiatrischen Versorgung genommen werden.

Angehörige von psychisch Kranken erleben oftmals Gefühle von Angst, Ohnmacht, Enttäuschung, Trauer, Sorge über die Behandlung und spüren eine starke Verunsicherung (Schmid, Cording, & Hermann, 2007). Daher muss die Pflegkraft gegenüber diesen direkten Mitbeteiligten die Rolle des Lehrenden (z. B. Aufklärung/Informationen über die Einrichtung, Behandlung, Krankheitsbild, aktueller Zustand) einnehmen. Zudem eine beratende Einheit darstellen, welche den Angehörigen als Ressource dienen soll. Die Angehörigen sollten lernen, auf ihre eigenen Bedürfnisse und Wünsche Rücksicht zu nehmen, obwohl eine psychisch kranke Person im direkten Umfeld lebt. Sie müssen ihre eigene Situation akzeptieren sowie reflektieren, um anschließend Schlussforderungen daraus ziehen zu können. Beispielsweise muss das Kind die Krankheit der Mutter/des Vaters als Teil des Lebens akzeptieren, aber dennoch die eigenen kindlichen Bedürfnisse wahrnehmen können. So könnte die Pflegekraft den Patienten die Notwendigkeit einer individuellen Freizeitgestaltung für das Kind nahe legen und gemeinsam mit dem Kind und den Eltern eine passende Freizeitbeschäftigung wählen. Das Kind braucht außerhalb des familiären Systems eine Rückzugsmöglichkeit bzw. einen Ausgleich und dies könnte mit einem wöchentlichen Sportangebot ermöglicht werden.

Das nächste Kapitel thematisiert, welche Anforderungen durch die Elternschaft vorherrschen, wie die psychische Störungen das alltägliche Leben verändert und was die Folgen für psychisch kranke Eltern sind. Zum Abschluss wird die psychiatrische Pflege bei der Elternschaft dargelegt.

4.   Psychisch kranke Eltern

4.1   Anforderungen der Elternschaft

Bekommt man ein Kind, so erhält man im Idealfall einen kulturell und sozial anerkannten Rollenwechsel als Vater oder Mutter zugeteilt sowie einen persönlichen Zugewinn an Reife. Die Rolle als Elternteil muss inhaltlich (Versorgung, Verfügbarkeit, Pflege, Liebe, Umwelterklärung, Nahrung, Tagesstruktur, Vermittlung von Regeln und Werte) kompetent ausgefüllt werden, da Kinder auf die Fürsorge der Eltern angewiesen sind, um in ihrer Entwicklung und Reifung optimal wachsen zu können (Herder & Sauter, 2011).

Eltern-Kind-Beziehung

Damit sich das Kind positiv entwickeln und entfalten kann, bedarf es einer sicheren, zumindest aber nicht pathologischen Bindung[15] zu einer, oder an eine Bezugsperson. Dabei nimmt die elterliche Feinfühligkeit[16] eine zentrale Rolle ein. Laut Grossmann & Grossmann (2004) exisiert eine Bindung zwischen dem Kind und dessen Bezugsperson nicht von Geburt an, sondern muss sich erst innerhalb der ersten Lebensjahre des Kindes entwickeln (Grossmann & Grossmann, 2004). Allerdings geht Schleske (2007) davon aus, dass die Bindung bereits während der Schwangerschaft zwischen Mutter und Kind aufgebaut wird bzw. auch gestört werden kann. So können positive Erlebnisse, jedoch Belastungen und Stress seitens der Mutter, Auswirkungen auf die Bindung und die Entwicklung des Ungeborenen nach sich ziehen (Schleske, 2007).

Eine sichere Bindung stellt für die Kinder eine wichtige Ressource für ihre emotionale und soziale Entwicklung dar. Sie vermittelt eine Sicherheit innerhalb der Eltern-Kind-

---

[15] *„Bindung (attachment) ist die besondere Beziehung eines Kindes zu seinen Eltern oder Person, die es beständig betreut. Sie ist in den Emotionen verankert und verbindet das Individuum mit anderen, besonderen Personen über Raum und Zeit hin weg"* (Ainsworth, 1973a zitiert nach Grossmann & Grossmann, 2004, S. 29).

[16] Das Konzept der Feinfühligkeit geht davon aus, dass *„alle Verhaltensweisen, Zustände und Äußerungen des Säuglings, also sein „Ausdruck", Informationsträger für die Mütter sind."* Dabei erhält die Mutter Rückmeldungen von Kind, ob ihr Verhalten die erwünschte Wirkung erzielt hat (Grossmann & Grossmann, 2004, S. 117).

Beziehung, zudem fördert diese die Bewältigungskompetenz der Kinder innerhalb und außerhalb des familären Systems. Außerdem ist eine sichere Bindung eine adäquate Basis für die künftige kindliche Entwicklung in den Bereichen wie Umgang mit Emotionen, Erwerb von eigenen Fähigkeiten und Fertigkeiten sowie unbefangene und neugierige Umweltexploration (Walter, Minne, & Borutta, 2011; Grossmann & Grossmann, 2004).

Nach Bowbly hat jeder Mensch ein angeborenes Bindungsverhaltenssystem. Dieses schützt ein Kleinkind vor Gefahren, gleichzeitig ermöglicht es eine sichere Umweltexploration und sorgt für die Versorgung des Kindes. Übergeordnetes Ziel ist die Sicherstellung des Überlebens und die Gewährleistung der menschlichen Fortpflanzung (Cassidy & Shaver, 1999, zitiert nach Walter et al., 2011; Brisch, 2009).

Es kann zwischen dem Bindungssystem des Säuglings und Fürsorgesystem der Bezugsperson differenziert werden. Ab einem Alter von ca. sieben Lebensmonaten, wird beim Kind das Bindungsverhalten aktiviert. Dieses richtet sich auf eine gezielte Bindungsperson, die als primäre Bezugsperson im Leben des Kindes vorhanden ist, aus. Kommt es nun beim Kind zu einer Bedrohung des Sicherheitsbedürfnisses (z. B. Schmerzen, Angst, Kummer oder Müdigkeit), so führt das Kind Bindungsverhaltensweisen (z. B. Quengeln, Weinen) aus, um eine räumliche Nähe zur Bindungsperson herstellen zu können. Durch diese Nähe erreicht das Kind eine Bedürfnisbefriedung bezüglich der emotionalen Sicherheit. Das Fürsorgesystem der Bezugsperson sollte optimal auf das Bindungsverhalten des Kindes reagieren, so dass individuell angepasste Fürsorgeverhaltensweisen (beispielsweise Streicheln, Aufnehmen, Singen, Wiegen des Kindes) eine adäquate kindliche Bedürfnisbefriedigung von Sicherheit und Nähe ermöglichen (Walter et al., 2011; Brisch, 2009).

Von Mary D. S. Ainsworth (Ainsworth et al., 1974) wurde ein zentrales Konzept der mütterlichen Feinfühlikeit gegenüber kindlichen Signalen ausformuliert. Diese teilt sie in drei Skalen ein:

1. *„Sensitivitiy versus insensitivitiy to the baby´s signals and communications"* (*mütterliche Feinfühligkeit gegenüber den Signalen des Babys*)

2. *„Cooperation versus interference with her baby´s autonomy"* (*Kooperation vs. Beeinträchtigung des Kindes*)

3. „*Acceptance versus rejection of the baby*"

(*Annahme vs. Zurückweisung des Kindes*)

(vgl. Grossmann & Grossmann, 2004, S. 117)

Demnach bestehen feinfühlige Verhaltenweisen einer Bezugsperson aus der adäquaten Signalwahrnehmung. Die vom Kind gezeigten Signale, müssen von der Bindungsperson richtig interpretiert und anschließend prompt und angemessen befriedigt werden. Innerhalb alltäglicher Interaktionen zwischen Kind und Eltern sollten diese kindlichen Aktionen angepasste elterliche Reaktionen in unzähligen Malen hervorrufen. Das Kind bzw. der Säugling entwickelt eine sichere Bindung nur dann, wenn die Bedürfnisse in der eben beschriebenen Art und Weise optimal befriedigt werden. Ist dies nicht der Fall und es kommt zu ambivalenten Verhaltenweisen (beispielsweise Verwöhnung oder Ignoranz gegenüber dem Bindungswunsch) so kann entwickelt sich eine unsichere Bindung entwickeln, was für die Zukunft des Kindes erheblich Folgen nach sich ziehen kann (Brisch, 2009).

Aufbau einer sicheren Bindung

Mithilfe einer Meta-Analyse von De Wolff & van Ijzendoorn (1997) kann festgestellt werden, wie es zu einer sicheren emotionalen Bindung zwischen Säugling und Eltern kommt und sich somit eine positive Eltern-Kind-Beziehung entwickeln kann. Sie haben sechs verschiedene Interaktionsverhaltensweisen beschrieben, welche dabei berücksichtigt werden müssen:

- „*Sensivität:* promptes und angenmessenes Reagieren auf kindliche Signale
- **Verhaltenssynchorie:** *reziproke Beziehung zwischen Kind und Bezugsperson, d.h. Abstimmung von Interaktionsabläufen im Zusammensein mit dem Kind*
- **Gegenseitigkeit:** *positive Interaktionen mit gemeinsamer Ausrichtung und positivem Affekt, d.h. Elternperson und Kind beziehen sich auf den gleichen Gegenstand*
- **Unterstützung:** *verfügbares und aufmerksames Auftreten, aufmerksame Zuwendung und unterstützende Handlungen, emotionale Hilfestellung*
- **Positive Einstellung zum Kind:** *Ausmaß des positiven und negativen Ausdrucks. Äußerung von positiven Gefühlen und Zuneigung*

- **Stimulationsausmaß:** *Ausmaß und Anzahl aller Interaktionen, häufige Interaktionsaufnahme mit dem Kind."*

(vgl. Walter et al., 2011, S. 16f)

Im Folgenden sollen diese sechs verschiedenen Interaktionsmuster am Beispiel einer endogen-depressiven Mutter betrachtet werden. Durch dieses Krankheitsbild kann es es zu einer verminderten Kommunikation und zu einer reduzierten Interaktion zwischen Kind und Elternteil kommen. Daher kann festgestellt werden, dass die Mutter während einer Akutphase, aufgrund von Antriebslosigkeit, ständiger Niedergeschlagenheit, Gefühle der Teilnahmslosigkeit und Schuld, der Denkhemmung sowie dem Grübelzwang (Brinker, 2007) nicht adäquat und prompt auf kindliche Signale reagieren kann. Zudem wird die Abstimmung von Interaktionsabläufen dadurch gestört, so dass sich die Mutter eher zurück zieht und oftmals nicht in der Lage ist, aus dem Bett aufzustehen. Auch eine gemeinsame Ausrichtung und ein gemeinsamer positiver Affekt wird daher nicht möglich sein. Ebenso wenig kann die Mutter eine Hilfestellung für das Kind darstellen, noch eine positive Einstellung zu diesem zeigen. Aufgrund dieses kompletten Rückzugs werden auch die Interaktionen erheblich reduziert, daher ist das Stimulationsausmaß gestört. Ist eine Mutter in einer schweren depressiven Episode, so können demnach alle sechs Interaktionsmuster erheblich reduziert und beeinträchtigt werden.

Innerhalb des Bindungsaufbauprozesses stellt besonders der Blickkontakt zur Bezugsperson für den Säugling eines der bedeutendsten Elemente dar und ist mit einer biologischen Notwendigkeit gleichzusetzen. Wichtig dabei ist die Bindungsqualität, diese hat ihren Ursprung in den Interaktionserfahrungen des Säuglings zu seiner Primärbezugsperson. Dabei wird zwischen einer erfolgreichen oder einer pathologischen Bindung unterschieden. Beide bauen sich kontinuierlich im Kontakt zur Bezugsperson auf, egal ob die Bindungsverhaltensweisen des Säuglings wahrgenommen oder ignoriert werden. Bevor das Kleinkind zu sprechen beginnt (von null bis circa drei Jahren), spielt gerade der Augenkontakt als Interaktionsmuster, sogenannte face-to-face Situationen, eine ausschlaggebende Rolle für dieses. Die Interaktionsmuster im Augenkontakt sind mit Kopiervorlagen für die späteren Beziehungs- und Bindungsstile gleichzusetzen (Wiefel & Lehmkuhl, 2004).

Um die kindlichen Bedürfnisse adäqaut befriedigen zu können, bedarf es zum einen elterlichen Interaktionsmechanismen, dazu zählen beispielsweise die Versorgung durch individuelle Pflege, die Vermittlung von Sicherheit durch Trost und Schutz, die Gabe von Orientierung durch das Spiegeln von persönlichen Eigenschaften des Kindes, um frühere Erfahrungen strukturieren zu können. Andererseits auch elterliche Verhaltenssysteme wie die Gabe von ungeteilter Aufmerksamkeit in unsicheren Situationen zum Schutz vor Gefahren und eine Kontingenz auf positive Signale des Kindes, wie ein zuverlässiges und promptes Unterstützungsverhalten seitens der Eltern. Des weiteren benötigt es ein elterliches Affektmuster, wie z. B. Wärme, Gelassenheit und Emotionen wie Freude, wodurch Sicherheit und Wohlbefinden für das Kind vermitteln werden kann, aber auch das Zeigen von Interesse an selbsterkundenden und selbstherstellenden Handlungen des Kindes. Je nachdem in welchem Umfang die Interaktionsmechanismen, Verhaltenssysteme und Affektmuster der Eltern auf die kindlichen Bedürfnisse ansprechen, können sich die Kinder autonom (als einzigartiges Individuum) oder auf die Eltern bezogen (als unterstützendes Kind) entwickeln (Jacob & Wahlen, 2006).

Aufgrund einer psychischen Störung ist oftmals die Feinfühligkeit des Elternteils stark beeinträchtigt. Daher können kindlichen Signale nur bedingt wahrgenommen und nur sehr begrenzt darauf eingegangen werden. Infolgedessen kann der kindliche Bedürfniswunsch nach Sicherheit und Nähe nur eingeschränkt oder gar nicht erfüllt werden (Schmutz, 2010). Gerade der depressive sowie der schizophrene Elternteil hat Defizite beim Erkennen von Emotionen und weist selbst eine verminderte Mimik auf. So verkennen depresssive Patienten oftmals einen normalen Gesichtsausdruck mit einem traurigen. Aufgrund dieser Missinterpretation folgt oftmals eine gestörte Interaktion zum Gesprächspartner (Wolf, Maß, Lambert, Wiedemann, & Naber, 2014). Wird dieses Emotionsdefizit auf die Interaktionen mit dem Kind übertragen, so kann innerhalb der Eltern-Kind-Beziehung eine erhebliche Störung die Folge sein, da das Kind den Gesichtsausdruck des erkrankten Elternteils nicht verstehen kann und wiederum der psychisch Kranke die Gesichtszüge des Kindes fehlinterpretiert.

Mittels des beobachtbaren elterlichen Interaktionsverhaltens (Umarmungen, Zuneigung, Interesse bei Besuchen) soll der Kontakt zum Kind während des Aufenthalts von der Pflegekraft erkannt und definiert werden. Es ist allerdings zu berücksichtigen, dass die Interventionen nicht als pädagogisches Coaching angesehen werden sollen, sondern mehr eine ressourcenorientierte Perspektive beinhalten. Daher sollten die Hilfestellungen von Seiten der Pflege nicht belehrend sein, sondern die individuellen Ressourcen (konitive Verarbeitung, Verstehen/Annehmen von Hilfe) und Kompetenzen (z. B. Pünktlichkeit, Gewissenhaftigkeit) im Kontakt zum Kind betonen, nahelegen und gegebenenfalls verbessern. Jedoch sollten diese pflegerischen Hilfestellungen keine Vorschrift darstellen, sondern eher richtungsweisend sein.

Erziehungsprozess

Der Prozess der Erziehung verläuft grundsätzlich innerhalb des täglichen Zusammenlebens zwischen den Eltern und Kindern, sowie in der Art und Weise der Beziehung untereinander und der Kommunikation miteinander. Durch diese Interaktionen entwickeln die Kinder bestimmte innere Bilder der Bezugspersonen sowie Fähigkeiten, die paradigmatisch für mütterliche bzw. weibliche und väterliche bzw. männliche Bezugspersonen stehen. Vor allem durch individuell erlebte Erfahrung sowie deren Reflexion und deren Anpassungsfähigkeit an neue Situationen bzw. Anforderungen wird diese Kompetenzentstehung ermöglicht (Schmutz, 2010; Seel & Hanke, 2015a). Der Grundstock einer entwicklungsfördernden Erziehung ist eine eindeutige Übernahme von Verantwortung und Rollenklarheit seitens der Eltern gegenüber ihren Kindern (Tschöpe-Scheffler, 2007). Allerdings ist diese elterliche Übernahme abhängig von dem Entwicklungsalter des Kindes, denn im Säuglingsalter stehen beispielsweise andere Bedürfnisse bzw. Entwicklungsanforderungen im Vordergrund, als zur Pubertät. Die Eltern müssen altersangepasste Regeln und Grenzen setzen, um dem Kind eine förderliche Entwicklung zu gewährleisten (Seel & Hanke, 2015b).

Erziehungsfähigkeit und kindliche Grundbedürfnisse

Lenz (2008, S. 17) definiert Erziehungsfähigkeit wie folgt:

„Im Einzelnen werden unter Erziehungsfähigkeit die Fähigkeit der Eltern, Bedürfnisse des Kindes nach körperlicher Versorgung und Schutz zu erfüllen, die Fähigkeit, dem Kind als stabile und positive Vertrauensperson zu dienen, die Fähigkeit, dem Kind ein Mindestmaß an Regeln und Werten zu vermitteln sowie die Fähigkeit, einen Kind grundlegende Lernchancen zu eröffnen, verstanden. "

Anhand dieser Definition kann festgestellt werden, dass ein Elternteil unterschiedliche Kompetenzen benötigt, um sein Kind bestmöglich versorgen zu können. Laut der Definition der Erziehungsfähigkeit nach Lenz (2008) hat ein jedes Kind Bedürfnisse, die von den Eltern erfüllt werden müssen.

Brazelton & Greenspan (2002) unterscheiden zwischen drei basalen kindlichen Bedürfnissen:

- *das Bedürfnis nach Existenz („existence")*
- *das Bedürfnis nach sozialer Bindung und Verbundenheit („relatedness") und*
- *das Bedürfnis nach Wachstum („growth")*

Diese Bedürfnisse gelten als Grundbedürfnisse. Die Sicherung dieser steht untereinander im engen Zusammenhang. Zudem sind diese in ihrer Wirkung voneinander abhängig. Die hierarchische Bedeutung der unterschiedlichen Bedürfnisse verändert sich dependent von der kindlichen Entwicklungsphase (Brazelton & Greenspan, 2002 zitiert nach Lenz, 2008, S. 17).

Das Bedürfnis nach Existenz umfasst einige körperliche Voraussetzungen, wie bespielsweise ausreichend Schlaf und eine ausgewogene Ernährung. Zudem auch der Schutz vor Gewalt und die Abwehr von Krankheiten und Gefahr (Herder & Sauter, 2011). Damit das Existenzbedürfnis befriedigt werden kann, haben demnach die Eltern die Aufgabe für die körperlichen Vorrausetzungen beim Kind zu sorgen.

Um das Bedürfnis nach sozialer Bindung zu erfüllen, bedarf es an Nähe, Verfügbarkeit, Verlässlichkeit und Empathie. Diese soll mit Hilfe einer vorhandenen, konstanten und liebevollen Beziehung zu mindestens einer Bezugsperson gewährleistet werden. Durch diese Bindung an eine Bezugsperson sichert sich das Kind die Grundbedürfniserfüllung in den ersten Lebensjahren (Herder & Sauter, 2011).

Die geistige und körperliche Entwicklung des Kindes beinhaltet das Bedürfnis nach Wachstum. Diese Entwicklung soll durch kognitive, emotionale, ethnische und soziale Erfahrungen sowie Anregungen, welche zum Teil spielerisch und zum anderen durch Leistungserbringung vermittelt werden (Herder & Sauter, 2011).

Zusammenfassend kann gesagt werden, dass die kindlichen Grundbedürfnisse von den Eltern erfüllt werden müssen und sich diese Bedürfnisse je nach Alter und Entwicklungsstand des Kindes in ihrer Wichtigkeit verändern können. Die Eltern müssen daher in der Lage sein, die Bedeutung der Grundbedürfnisse sowie ihren dynamischen Prozess erkennen zu können, und ihre Kinder bei der Befriedigung dieser zu unterstützen. Nur wenn diese erfolgreich erfüllt werden, kann sich das Kind ideal entwickeln.

Elterliche Erziehungskompetenzen

Grundsätzlich wird davon ausgegangen, dass eine Interaktion im Eltern-Kind-System einem transaktionalem Prozess gleichgesetzt ist. Das bedeutet, dass eine korrelative Beeinflussung zwischen Eltern und Kind besteht, da beide Parteien im Wechselspiel miteinander die Rolle des Lernenden und Lehrenden einnehmen (Wissenschaftlicher Beirat für Familienfragen, 2005). Der Wissenschaftliche Beirat für Familienfragen (2005, S. 51f) hat vier Klassen von elterlichen Beziehungs- und Erziehungskompetenzen identifiziert, welche sich als signifikante Elemente für die Befriedigung der kindlichen Grundbedürfnisse und der Entwicklungserfordernisse herausstellten. Diese lassen sich wie folgt zusammenfassen:

- **Selbstbezogene Kompetenzen** (umfasst die elterliche Disposition in Relation mit erziehungs- und beziehungsthematischen Situationen)
  Beispiele:
  Aneignung von Wissen über die kindliche Entwicklung und den Umgang mit ihnen.
  Kontrolle der eigenen Emotionen und Vorhandensein von überlegtem Handeln.
  Verhandensein von Flexibilität, Kreativität und Veränderungsoffenheit.
  Eingestehen der eigenen Fehler ohne Entmutigung.

- **Kindbezogene Kompetenzen** (elterliche Dispositionen, welche entwicklungsgerechte Anpassungen auf die individuellen, kindlichen Entwicklungserfordernisse und Besonderheiten ermöglichen)
  Beispiele:
  Zeigen von Zuneigung auf psychischer und physischer Ebene.
  Empathiefähigkeit, um offene und verdeckte kindliche Bedürfnisse zu verstehen.
  Erkennen von kindlichen Enwicklungspotentiale sowie Unterstützung bei der Verwirklichung
  Anerkennung der kindlichen Eigenständigkeit sowie Förderung des eigenen Handeln durch die Gewährleistung von Freiräumen.

- **Kontextbezogene Kompetenzen** (Elterliche Dispositionen)
  Beispiele:
  Aufsuchen oder Gestaltung von Situationen gemeinsam mit dem Kind für die Förderung der kindlichen Entwicklung (z. B. Museumsbesuche).
  Arrangieren von positiven kindlichen Entwicklungsgelegenheiten ohne Anwesenheit der Eltern (z. B. außerhäusliche Sportgruppen).
  Ergreifung von Präventivmaßnahmen in Zusammenspiel mit vorhersehbaren schwierigen Situationen (z. B. Einkaufen im Supermarkt).

- **Handlungsbezogene Kompetenzen** (elterliche Dispositionen in expliziten Erziehungssituationen auf der Basis von kind-, selbst- und kontextbezogenen Kompetenzen)
  Beispiele:
  Vorhandensein von Vertrauen in die eigene Handlungsfähigkeit.
  Tatsächliches Umsetzen von angekündigten Verhaltensweisen (z.B. die Einhaltung von Vereinbarungen, die Durchsetzung von angedrohten Konsequenzen bei Regelverstößen).
  Situationsangemessenes Dosieren des eigenen Handelns (z. B. gezielte, kindliche Autonomieförderung durch Nicht-Eingreifen).

Es wird davon ausgegangen, dass das Zusammenspiel von Erziehungs- und Beziehungskompetenzen in konkreten Erziehungssituationen oftmals nicht bewusst, sondern sich intuitiv bzw. bewusstseinsfern ereignet. Allerdings sind die intuitiven elterlichen Verhaltensweisen nicht bei allen Eltern gleichermaßen ausgeprägt. Jedoch sind Eltern auch in der Lage, sich für bewusste Verhaltenweisen innerhalb des erzieherischen Kontextes zu entscheiden und dabei bestimmte Einschränkungen zu berücksichtigen (beispielsweise: Kind versucht ein altersgerechtes Puzzle zu lösen, anstatt zu helfen, spricht das Elternteil dem Kind Mut für autonomes Lösungsverhalten zu) (Wissenschaftlicher Beirat für Familienfragen, 2005).

Erziehungsverhalten

Innerhalb der Interaktionen zwischen Kind und Elternteil spielt das Erziehungsverhalten eine wichtige Rolle. Dieses kann entweder für die kindliche Entwicklung förderlich oder hemmend sein. Tschöpe-Scheffler (2011) hat die fünf Säulen einer entwicklungsfördernden Erziehung benannt. Diese einzelnen Bereiche haben ihre Basis auf dem kindlichen Recht nach Achtung und einer gewaltfreien Erziehung. Die Säulen einer entwicklungsfördernden Erziehung umfassen: Liebe, Achtung, Kooperation, Struktur und Förderung.

Liebe umfasst eine *„liebevolle Zuwendung"*, dies beinhaltet eine wahrhaftige Anteilnahme an den kindlichen Problemen und die reine Aufmerksamkeit für das Kind. Diese emotionale Wärme kann bespielsweise mit Lächeln, Körperkontakt, Blickkontakt oder Trost gezeigt werden. Die zweite Säule beinhaltet *„Achtung und Respekt"* gegenüber dem Kind. Das Kind soll als vollwertiger Interaktionspartner gesehen werden, dabei soll die Individualität akzeptiert und gewahrt werden. Nur wenn der/die Erzieher/in es schafft, eine wechselseitige und respektvolle Basis bei der Interaktion mit dem Kind zu finden, erhält diese/r einen Einblick in die kindliche Welt und Wirklichkeit. Die dritte Säule ist die *„Kooperation"*. Dabei ist eine Entwicklungsförderung nur gegeben, wenn die Gestaltung der gemeinsamen Lebensbereiche durch den Erwachsenen zugelassen und sich Zeit für das Kind genommen wird. Nur in diesem Kontext kann es eine partnerschaftliche Kooperation geben. Im Mittelpunkt einer entwicklungsfördernden Erziehung stehen Gespräche, Erklärungen und wechselseitiges Verstehen an erster Stelle. So soll das Kind unter anderem in Entscheidungen miteinbezogen werden. Zudem soll die Meinung des Kindes angehört und akzeptiert werden. Auch benötigt eine gute Erziehung die vierte Säule: *„Struktur"*. Kinder brauchen Grenzen, Verbindlichkeiten und Strukturen in ihrem Leben, um sich gesund entwickeln und lernen zu können. Die letzte und fünfte Säule ist *„Förderung"*. Der Erwachsene soll das Neugierverhalten unterstützen und Antworten auf Fragen kindgerecht und adäquat formulieren. Dabei soll das Kind sprachliche, intellektuelle und sinnliche Erfahrungen erwerben (Tschöpe-Scheffler, 2011, S. 40 ff).

Aufgrund der Symptome einer psychischen Störung und der daraus resultierenden Belastungen, wie bei der Depression, der Schizophrenie oder der Borderline-

Persönlichkeitstörung, können die positiven, fördernden Dimensionen ins Negative umschlagen und bei dem Kind zu einer entwicklungshemmenden Erziehung führen. Dabei kann das Elternteil eine ambivalente und ablehnende Haltung (z. B. Isolation in einer Akutphase der Schizophrenie) gegenüber dem Kind einnehmen. Dadurch kann das Kind keine sichere Bindung entwickeln. Ursache hierfür kann ein Zuviel oder Zuwenig von Liebe, Achtung, Fürsorge, Kontrolle, Förderung oder Struktur sein. So kann es bei der Dimension der emotionalen Wärme (Liebe) zum Gegenpol, einer Überfürsorge oder einer emotionalen Kälte, kommen. Beide dieser Formen, sowie alle anderen hemmenden Dimensionen, stellen für das Kind eine körperliche oder geistige Gewalt dar und können folglich zu enormen Entwicklungsdefiziten oder -störungen führen (Tschöpe-Scheffler, 2011).

Es ist zu erwähnen, dass der Elternteil zwar in der Lage sein muss, die entwicklungsfördernden Säulen gegenüber dem Kind zu erfüllen, aber nicht im vollständigen bzw. absoluten Maße. Laut dem Konzept von Winnicott (1964) *„ausreichend gute Mutter (good enough mother)"* muss die Mutter bzw. der Vater grundsätzlich die kindlichen Bedürfnisse befriedigen, allerdings nicht im vollständigen Umfang. Er ging davon aus, dass die Grenzen der elterlichen Rolle wichtig für eine gesunde Entwicklung des Kindes sind. Demnach ist das Kind nicht fähig sich als autonomes und von den Eltern getrenntes Individuum zu entwickeln, wenn sich diese ständig mit dem Kind beschäftigen (Haim, 2015, S. 122).

Zusammenfassend kann gesagt werden, dass die grundsätzliche Bewältigung der elterlichen Aufgaben eine große Herausforderung darstellt. Die Eltern müssen feinfühlig, prompt und im angemessenen Rahmen auf die kindlichen Bedürfnisse reagieren, damit sich das Kind sicher, individuell und frei entwickeln kann.

Im nächsten Abschnitt wird beleuchtet, mit welchen krankheitsbedingten Problematiken sich der psychisch kranke Elternteil auseinandersetzen muss.

4.2   Elternschaft und psychische Störung

Eine psychische Störung bringt oftmals eine enorme Beeinträchtigung aller Lebensbereiche des/der Erkrankten mit sich. Die beschriebenen Anforderungen[17] einer Elternschaft (adäquate und kompetente Bedürfnisbefriedung des Kindes) können bei einer psychischen Krankheit zu einer persönlichen Überforderung bzw. enormen Stress führen, wodurch eine seelische Krise verstärkt oder gar ausgelöst werden kann (Nicholson et al., 1998).

Beeinträchtigung des Erziehungsverhaltens

Besonders die Beziehung zwischen dem erkrankten Elternteil und dem Kind kann dieses einschneidend in seiner Entwicklung prägen. Grundsätzlich stellen die Eltern für ein Kind die wichtigsten Bezugspersonen dar, welche ihnen Geborgenheit und Sicherheit vermitteln sollen. Eine psychische Störung der Eltern ändert nichts an dieser emotionalen Bindung bzw. Abhängigkeit zwischen Kind und Erwachsenem. Auch psychisch kranke Eltern streben eine positive Entwicklung für ihre Kinder an. Sie wollen diese begleiten, sie vor negativen Einflüssen beschützen und für sie sorgen. Jedoch können durch eine elterliche psychische Störung die Erziehungsaufgaben eine größere Herausforderung darstellen, als diese sein sollten (Griepenstroh et al., 2012).

Oftmals empfinden psychisch kranke Mütter starke Schuldgefühle gegenüber ihren Kindern. Der Ursprung dieser Gefühlslage liegt bei einer grundsätzlichen Überforderung, bestehend aus zwei Komponenten. Einerseits wegen des alltäglichen hohen Stresslevels und andererseits aufgrund der Anforderungen der Kindererziehung. Die Differenzierung zwischen den persönlichen und den Belastungen durch Kindererziehung wirkt erschwerte. Daher findet nur selten eine adäquate Belastungsanalyse zwischen dem Alltagsstress und dem krankheitsbedingten Stress statt. Zudem benötigt die Ausübung der elterlichen Aufgaben psychosoziale Kompetenzen (wie Ansprechbarkeit, Selbstsicherheit, Empathie), welche allerdings beim Bestehen einer psychischen Krankheit oder im Rahmen einer psychischen Krise,

---

[17]Vgl. Kapitel 4.1

nur teilweise oder gar nicht vorhanden sein können. Auch das Erreichen von Erziehungszielen kann bei einem psychisch kranken Elternteil durch die Krankheit gestört sein. Gerade wenn der/die Betroffene an einer Antriebsschwäche leidet, oder sich aktuell mit inneren Prozessen beschäftigt, können beispielsweise Konsequenzen für das Missachten von Regeln nicht durchgeführt, oder das Einüben von wichtigen Verhaltensweisen nicht adäquat verfolgt werden (Nicholson et al., 1998).

Mütter mit einer Psychose erleben eine gesteigerte Reizempfindlichkeit für akustische Signale, welche zu den krankheitstypischen Halluzinationen führen. Daher treten viele Betroffene einen sozialen Rückzug an, um eine Reizabschirmung zu ermöglichen. Allerdings kann dem Kind aufgrund dieser Reizüberforderung nur bedingt die Entwicklung von Struktur und Sicherheit vermittelt werden, wodurch die Fähigkeit Entscheidungen zu treffen beeinträchtigt wird. Zudem ist die Stressabwehr reduziert und ihre Argumentationswege wirken meist ambivalent, verzögert und unsicher. Ihre ganze Aufmerksamkeit lassen sie oftmals eher inneren Vorgängen und dem Sortieren der Reizwahrnehmung zukommen. Infolgedessen kann nur begrenzte Zeit für die Strukturen und Regeln des alltäglichen Leben zur Verfügung gestellt werden. Daher bleibt nur wenig Zeit für das alltägliche Leben mit dessen Strukturen und Regeln (Koch-Stoecker, 2006). Demnach wirken die Betroffenen sehr in sich gekehrt und mit den krankheitsbedingten Einflüssen beschäftigt. Gerade in einer Akutphase wird es für die Patienten schwer, sich adäquat um die kindlichen Bedürfnisse zu kümmern, da diese eher Ruhe und Isolation vor der krankheitsbedingten Reizempflichkeit suchen.

Laut einer Studie von Persson-Blennow, Näslund, McNeil, Kaij & Malmquist-Larsson (1984) zeigen schizophrene Mütter ein atypisches Erziehungsverhalten. Bei diesen Betroffenen kommt es zu einer höheren mütterlichen Anspannung und einer Unsicherheit im Kontakt zum Kind. Außerdem zeigten diese einen reduzierten Grad an Engagement sowie eine gehemmte Herstellung und Aufrechterhaltung von Sozialkontakten. Weitere Studien machten deutlich, dass sich schizophrene Elternteile gegenüber dem Kind und innerhalb der Familie isolieren und teilweise nur eine reduzierte emotionale Wärme und Akzeptanz ausstrahlen können. Aufgrund dieser Isolation und der begrenzten Liebe für das Kind, ist der sichere Bindungsaufbau zum erkrankten Elternteil erschwert, so dass die Folge die Entstehung einer Bindungsstörung sein kann. Allerdings stellt gerade die Qualität dieser Eltern-Kind-Bindung einen

Schutzfaktor für das Kind dar (Persson-Blennow et al., 1984 zitiert nach Davidsen, Harder, MacBeth, Lundy, & Gumley, 2015).

Eltern mit einer psychischen Störung erleben häufig das Problem, sich in der Erziehung nicht konsequent durchsetzen zu können. Aufgrund dieses inkonsequenten Verhaltensmusters lernt das Kind dieses für sich zu nutzen. Beispielsweise durch pausenloses Schreien oder endloses Diskutieren kann ausreichend Druck gegenüber den Eltern aufgebaut werden, um ausgesprochene Sanktionen vollkommen auszuhebeln. Besonders psychisch kranke Eltern sind aufgrund ihres bereits hohen, ständig vorhandenen, krankheitsbedingten Stresslevels oftmals nicht in der Lage, solche Erziehungssituationen auszuhalten und geben daher schneller nach. Dadurch lernen die betroffenen Kinder die elterlichen Grenzsetzungen weder zu akzeptieren noch ernst zu nehmen. Daher werden aufgestellte Regeln und Verbote umgangen und nicht befolgt (Griepenstroh et al., 2012).

Liegt innerhalb des familiären Systems eine elterliche psychische Störung vor, so kann dies starke Auswirkungen auf den Alltag haben (Lenz, 2008). Die täglich anstehenden Arbeiten im Haushalt, wie die Versorgung des Kindes oder die Instandhaltung des Lebensbereichs, stellt für manche psychisch Kranke eine schwer überwindbare Hürde dar. Wenn der kranke Elternteil nicht mehr in der Lage ist, die alltägliche Aufgaben zu erfüllen, so kann dies dazu führen, dass je nach Alter des Kindes die Grundbedürfnisse[18] nicht mehr ausreichend erfüllt werden können (beispielsweise kein promptes und adäquate Reagieren auf Bindungsverhaltensweisen). Im Normalfall geben diese Alltagsstrukturen dem Kind Halt und Sicherheit. Fallen diese aufgrund der Erkrankung teilweise oder komplett weg, kann das zu einer Beeinträchtigung der kindlichen Entwicklung führen. Des Weiteren kann es innerhalb dieser veränderten Rahmenbedingungen zu einer Rollenumkehr zwischen dem Kind und den Eltern kommen. Infolgedessen kann beim Kind eine altersunangemessene Verantwortung entstehen, um für die Gestaltung des gemeinsamen Alltags zu sorgen. Resultierend daraus ergibt sich eine unangebrachte kindliche Sorge um das Wohl der Eltern (Schmutz, 2010).

---

[18]Vgl. Kapitel 4.1

Sorge um das Kind an erster Stelle

Besonders bei jüngeren und extrem bedürftigen Kindern haben die Eltern die Pflicht ihren Nachwuchs 24 Stunden täglich zu versorgen. Auch bei psychisch kranke Eltern liegt die höchste Priorität bei der Sorge um das Kind. Die eigene Gesundheit und Krisenbewältigung wird dieser untergeordnet. Diese Verteilung der Aufmerksamkeit kann zu einer Mehrbelastung führen, so dass die Verantwortung über des eigenen Wohlbefindens und aller einhergehenden Aktivitäten (z. B. Terminmanagement mit Therapeuten) für das Kind zurückgestellt werden. Dadurch können unumgängliche und notwendige Behandlungen vernachlässigt werden, wodurch es im extremsten Fall zu einer stationären Akutbehandlung oder einer ambulanten Krisenversorgung kommen kann (Nicholson et al., 1998).

Angst um Verlust des Sorgerechts

Viele Eltern, die an einer psychischen Störung leiden, haben große Angst ihre Kinder bzw. deren Sorgerecht zu verlieren (Kölch & Schmid, 2008; Lenz, 2005). Lebt noch ein gesundes Elternteil im Haushalt, so kann dieses das defizitäre Verhalten der Betroffenen soweit kompensieren, dass eine Alltagsbewältigung mit Kindererziehung möglich ist. Kommt es allerdings zu einer Trennung vom gesunden Partner/in, so steigt die Angst vor dem Verlust des Kindes soweit an, dass der kranke Elternteil erst sehr spät oder gar nicht auf Hilfsangebote eingeht. Die hohe Schamgefühl und die starken Ängste der Betroffenen verhindern eine aktive Suche nach passenden, professionellen Einrichtungen. Häufig fehlt die Kenntnis über die Faktoren des Sorgerechtsentzugs, so dass die Angst vor einer Inobhutnahme des Kindes oftmals unbegründet, aber omnipräsent ist. Nur bei einer Gefährdung des Kindeswohls müsste seitens des Jugendamtes eingeschritten werden (laut § 8a SGB VIII Schutzauftrag bei Kindeswohlgefährdung, § 42 SGB VIII Inobhutnahme von Kinder und Jugendlichen). Liegt der Verdacht einer möglichen Kindesgefährdung vor, so würde zunächst versucht werden, dem kranken Elternteil aktiv Hilfe und Unterstützung zukommen zu lassen, ohne den Fokus auf den tatsächlichen Sorgerechtsentzugs zu richten (z. B. nach § 28

SGB VIII eine Erziehungsberatung oder nach § 31 SGB VIII eine sozialpädagogische Familienhilfe). Jede/r psychisch Kranke hat den rechtlichen Anspruch auf Hilfe und Unterstützung bei der Kindererziehung, wenn der/die Betroffene nicht mehr in der Lage ist, aufgrund der Erkrankung alleine mit dem Kind den Alltag bewältigen zu können. Dies ist nach § 28 - 41 SGB VIII gesetzlich verankert (Lenz, 2005).

Im Rahmen einer Untersuchung von Kölch & Schmid (2008) wurden 104 psychisch kranke Patienten mit minderjährigen Kindern zu der Inanspruchnahme von Hilfen befragt. Mehr als die Hälfte von ihnen gab an, bewusst den Kontakt zum Jugendamt vermeiden zu wollen. Gründe hierfür seien, dass einige grundsätzlich keine Hilfe benötigen und andere befürchten eine Stigmatisierung der Gesellschaft. Zudem wurden Ängste über einen möglichen Sorgerechtsentzug oder eine Bevormundung durch das Jugendamt angesprochen. Die befragten Eltern, die bereits Kontakt zum Jugendamt hatten, nahmen diesen als ein eher negatives Erlebnis wahr. Innerhalb der Befragung konnte festgestellt werden, dass die betroffenen Eltern einen Wunsch nach Hilfe ausdrücken, besonders das Elterntraining und die Konsultation eines Kinder- und Jugendpsychiaters wurden hier abenannt. Auch die Eingliederung der Kinder in die psychiatrische Behandlung der Eltern wurde bezüglich der Wunschäußerungen deutlich, sowie Eltern-Kind-Stationen oder kliniknahe Betreuungsangebote (Kölch & Schmid, 2008). Nicholson et al. (1998) geben an, dass betroffene Mütter sich erst für ein Hilfsangebot entscheiden, wenn sich dieses besonders an dem Kind orientiert.

Gestörte Interaktion zwischen Eltern und Kind

Durch eine Krankheit wie die Depression, aber auch die Schizophrenie, kann es zu umfangreichen Störungen des Verhaltens im emotionalen und auch kognitiven Bereich kommen. Dadurch erleben die Erkrankten unter anderem eine verminderte Mimik, Gestik und können nur begrenzt mit ihren Kindern kommunizieren. Eine adäquate, prompte und individuelle Reaktion auf beispielsweise Bindungsverhaltensweisen[19] wie Weinen oder Schreinen, kann folglich nicht erfüllt werden. Der erkrankte Elternteil

---

[19] Vgl. Kapitel 4.1

kann dem Nachwuchs mit einer feindseligen Haltung gegenüber treten und negative Äußerungen gegen diesen aussprechen (Griepenstroh & Schmuhl, 2010).

Die Interaktion zwischen den depressiven Müttern und ihren Kindern ist durch die Erkrankung erheblich eingeschränkt, dies haben mehrere Studien aufgezeigt (Mattejat, 2002, Papousek, 2002 zitiert nach Mattejat & Remschmidt, 2008). Die emotionale Verfügbarkeit und die Empathie seitens einer depressiven Mutter sind vermindert. Zudem kommen Defizite bezüglich der Metakognition und der Reflektion, sowie der Fähigkeit einer emotionalen Perspektivenübernahme, vorherrschen (Lenz, 2014b). Das Kindergarten- bzw. Grundschulalter nehmen die betroffenen Mütter als eine enorm schwierige Erziehungszeit wahr und die verbale Interaktion mit dem Kind ist reduziert. Kommt das Kind in das Jugendalter, so wird der elterlichen Aufgabenbereich und die Verantwortung oftmals auf den Nachwuchs übertragen, so dass dieser zum Beispiel in die Probleme und Auseinandersetzungen der Eltern miteinbezogen wird (Mattejat & Remschmidt, 2008).

Innerhalb der Eltern-Kind-Beziehung ist durch eine elterliche psychische Erkrankung ist gerade der emotionale Austausch sowie die Aufrechterhaltung und Herstellung dessen gestört. Aufgrund dessen können diese Kinder ein unsicheres Bindungsmuster entwickeln, wodurch sich die Vulnerabilität erhöht, selbst an einer psychischen Störung zu erkranken. Die Kleinkinder von depressiven Müttern im 12. und 18. Lebensmonat zeigen oftmals eine unsichere Bindungsentwicklung und können im weiteren Entwicklungsverlauf eine gesteigerte Aggressivität, eine schlechtere Beziehung zu Gleichaltrigen und eine grundsätzliche Fehlanpassung nach sich ziehen. Die Wahrscheinlichkeit, dass ein unsicheres Bindungsmuster die Folge ist, ist abhängig von der Schwere und Chronizität der elterlichen depressiven Erkrankung und kann sich je nach Ausprägungsgrad steigern (Lenz, 2014b).

Innerhalb der Interaktion zwischen psychisch kranken Eltern konnten drei Muster identifiziert werden: Die unauffällige Interaktionsform, das Muster der Unterstimulation und das Muster der Überstimulation. Das unauffällige Muster bedeutet, dass der erkrankte Elternteil trotz der krankheitsbedingten Belastungen fähig ist, adäquat auf die kindlichen Signale und Bedürfnisse zu reagieren und einzugehen. Zudem zeigen diese Eltern intuitive kommunikative Fähigkeiten gegenüber ihrer Kinder. Durch eine unzureichende Feinfühligkeit ist das Interaktionsmuster der Unterstimulation gekennzeichnet (verzögerte Wahrnehmung von kindlichen Signalen, inadäquate Bedürfnisbefriedigung). Dieses Muster der Unterstimulation kann beispielsweise bei Krankheitsbildern wie der Depression oder der Schizophrenie mit Negativsymptomatik gezeigt werden. Der Gegenpol dazu umfasst die Überstimulation als elterliches Interaktionsmuster (Elternteil versucht das Kind im Übermaß anzuregen), wobei der Auslöser die eigenen elterlichen Bedürfnisse bzw. Wünsche darstellt. Die Überstimulation findet sich insbesondere bei psychischen Störungen wie Manie, Angststörungen, Borderline-Persönlichkeitsstörung, agitierte Depression und Schizophrenie mit Positivsymptomatik (Deneke & Lüders, 2003).

Zusammengefast kann gesagt werden, dass die komplette Beziehung und Interaktion, zwischen dem kranken Elternteil und dem Kind durch die Störung beeinträchtigt werden kann. Diese Beziehung kann die ganze kindliche Entwicklung stören (Mattejat & Remschmidt, 2008; Scherber, 2008). Außerdem ist zu erwähnen, dass es laut Kölch & Schmid (2008) Unterstützungswünsche (z. B. ein Elternkompetenztraining) der Betroffenen gibt. Allerdings werden diese derzeit nur bedingt in der Praxis wahrgenommen.

Im folgenden wird sich daher mit den Umständen der psychiatrischen Pflege bei Elternschaft näher beschäftigt.

4.3   Psychiatrische Pflege bei Elternschaft

Der Pflegeprozess bei einer Elternschaft sollte den psychisch Kranken als Patient/in, Partner/in und Elternteil betrachten und grundsätzlich den/die Lebenspartner/in sowie die Kinder miteinbeziehen. Bei dieser pflegerischen Tätigkeit ist das Zusammenspiel von pflegerischen, psychiatrischen und pädagogischen Kompetenzen unumgänglich, um eine wirkungsvolle Hilfe für die Betroffenen anbieten zu können.

Pflegeprozess bei Elternschaft

Im Pflegeprozess bei Elternschaft steht vor allem der Elternteil im Vordergrund, da dieser auf einer Akutstation als Patient/in aufgenommen wird. Grundsätzlich ist festzuhalten, dass es bestimmte Pflegeassessments gibt, mit denen die examinierte Pflegefachkraft die Erziehungsfähigkeit bzw. die Fürsorge der Eltern einschätzen kann[20] (Herder & Sauter, 2011).

Neben der Einschätzung der elterlichen Fürsorge sollte die Pflegeperson auch die kindlichen Bedürfnisse nach Existenz, Wachstum und sozialer Bindung[21] beurteilen können (Herder & Sauter, 2011). Die Beurteilung der Fürsorge und der kindlichen Bedürfnisse könnte durch die professionelle Krankenbeobachtung sowie den individuellen Bezugspflegegesprächen eruiert werden. Dabei soll die examinierte Fachkraft das elterliche Verhalten und die Beziehung zum Kind bei Besuchen auf der Station beobachten und sich zudem vom Patienten Auskunft über das Selbsterleben im Umgang und Kontakt mit dem Kind geben lassen. Während den Besuchen kann von der Pflegeperson beispielsweise festgestellt werden, ob der erkrankte Elternteil das Kind umarmt, sich nach dem aktuellen Befinden erkundigt und empathisch auf kindliche Reaktionen (wie Freude über das Wiedersehen, Weinen bei Besuchsende) eingeht. Diese verbalen oder körperlichen Äußerungen im Eltern-Kind-Kontakt lassen Rückschlüsse auf das Maß der Verantwortungsübernahme von elterlichen Funktionen und die Rücksichtnahme auf die Wünsche des Kindes zu. Grundsätzlich könnten diese elterlichen Funktionen aufgrund einer akuten Psychopathologie gestört sein. In diesem Kontext sollte während des Besuchs seitens des Pflegepersonals, mehr auf das Kind eingegangen werden. Es sollte festgestellt werden, wie dieses auf die akute psychische Verschlechterung oder zum Teil phasenhafte Veränderungen umgeht (z. B. Isolation, Rücksichtnahme, Hinterfragen).

Grundsätzlich sollte abgeklärt oder zumindest thematisiert werden, ob es Anzeichen von einer Misshandlung oder Vernachlässigung des Kindes gibt. Zudem sollte das Ausmaß und die Art des Leidens, die Unterstützungsbedürftigkeit sowie die Ressourcen und

---

[20] Vgl. *Miteinbeziehung von NANDA, NIC, NOC*

[21] Vgl. Kapitel 4.1

Hilfspotentiale dokumentiert und gegebenenfalls das Jugendamt kontaktiert werden (Herder & Sauter, 2011).

Es ist festzuhalten, dass die Zuständigkeit für die professionelle Einschätzung des Kindeswohls bzw. einer Kindeswohlgefährdung bei den Mitarbeitern des Jugendamtes liegt. Demnach muss die Pflegekraft bei einer mutmaßlichen Erkennung einer Gefährdung, an die Jugendhilfe herantreten. Diese übernimmt die Überprüfung der aktuellen Erziehungs- bzw. Entwicklungssituation des betroffenen Kindes. Dabei sollte das Jugendamt prüfen, ob eine Kindeswohleinschränkung vorliegt und wie bzw. ob diese behoben werden kann. Um eine kindliche Gefährdung beurteilen zu können, werden zum einen die elterlichen Schutzfunktionen bezüglich einer möglichen kindlichen Entwicklungsbeeinträchtigung überprüft und zum anderen der Grund für die Kindeswohleinschränkung genauer hinterfragt. Dabei wird untersucht, welche beeinflussenden Faktoren und Merkmale einer Entwicklungsbeeinträchtigung aufgezeigt sind und wie diese gegebenenfalls behoben, verbessert oder verändert werden können. Abschließend soll eine Überprüfung der elterlichen Erziehungsfunktion stattfinden und im weiteren Verlauf entschieden werden, welche Unterstützungsmöglichkeiten passend wären (Jacob & Wahlen, 2006). Förderlich wäre dabei eine kooperative Zusammenarbeit zwischen Jugendhilfe, Erwachsenen-, Kinder- und Jugendpsychiatrie[22].

Pflegerische Ziele bei Elternschaft

Die Ziele der pflegerischen Maßnahmen sollten die Erreichung eines positiven Krankheitsmanagement, die Entwicklung von Offenheit bezüglich einer Inanspruchnahme von Hilfen in Zusammenarbeit mit der Jugendhilfe sowie ein offener Krankheitsumgang mit dem Kind, sein. Zudem soll die Stärkung der Erziehungskompetenz und des Selbstbewusstseins in der elterlichen Rolle durch den Fachbereich Pflege ermöglicht werden (Herder & Sauter, 2011).

---

[22] Vgl. Kapitel 7

Miteinbeziehung von NANDA, NIC, NOC

Die NANDA (North American Nursing Diagnosis Association) wurde 1994 gegründet und umfasst ein Klassifikationssystem mit über 200 verschiedenen praxisrelevanten Pflegediagnosen. Mit Hilfe dieser international akzeptierten Taxonomie der Diagnosen soll eine exaktere Umschreibung bezüglich des Fachwissens der Pflegefachkraft für die Professionalisierung des Fachberufes Pflege entstehen. Außerdem sollte eine allgemein gültige Fachsprache für die Statistik und Forschung sowie eine Erleichterung des pflegerischen Dokumentationsprozesses erfolgen. Für jede Pflegediagnose wurden ein Titel, eine Definition, mögliche Einflussfaktoren und Symptome eruiert. Zu dieser Diagnose wird ergänzend im Sinne der klinischen Entscheidungsfindung auf das Pflegeergebnis der Pflegeergebnisklassifikation (NOC) und der Pflegeinterventionsklassifikation (NIC) verwiesen (Goerg & Müller Staub, 2013; Meier, 2013).

Auch im Bereich der Elternschaft gibt es gegenwärtig Pflegediagnosen. Beispielsweise die *„Beeinträchtigte elterliche Fürsorge*[23]*"* oder *„Elterlicher Rollenkonflikt*[24]*"*. Bei der Pflegediagnose nach NANDA *„Beeinträchtigte elterliche Fürsorge"* finden sich im NIC passende Interventionsempfehlungen, um das Pflegeproblem lösen zu können, z. B. *Erziehungsförderung, Familienunterstützung, Beratung sowie Bindungsförderung* (Bulechek, Butcher, Dochterman, & Wagner, 2013). Im NOC können im Anschluss kompatible Einschätzungsskalen gefunden werden, um das aktuelle Pflegeproblem von NANDA adäquat einschätzen und im Behandlungsverlauf evaluieren zu können.

---

[23] *„Definition: Unfähigkeit der Hauptbezugspersonen(en), eine Umgebung zu schaffen, zu erhalten oder wiederherzustellen, in der ein Kind optimal wachsen und sich entwickeln kann."* Beeinflussende Faktoren können sein: fehlendes Wissen über elterliche Fähigkeiten, Mangel an Bindung, Depression, Rollenbelastung, soziale Isolation. Dabei wird auf NIC: *„Unterstützung der elterlichen Fürsorge"* und auf NOC: *„Rollenerfüllung"* verwiesen (Doenges, Moorhouse, & Murr, 2013, S. 344 ff).

[24] *„Definition: Eltern erleben eine Rollenverwirrung und einen Rollenkonflikt als Reaktion auf eine Krise".* Beeinflussende Faktoren können sein: Elternteil drückt Gefühle der Unzulänglichkeit aus, um für die kindlichen Bedürfnisse Sorge tragen zu können, äußert Schuldgefühle/Angst/Furcht, äußert Sorge, die Kontrolle über Entscheidungen des Kindes betreffend zu verlieren. NANDA verweist bei dieser Diagnose auf NIC: *„Rollenförderung"* und NOC: *„Potential der Beständigkeit des/des pflegenden Angehörigen"* (Doenges et al., 2013, S. 873 ff).

Am Beispiel der „Beeinträchtigen elterlichen Fürsorge" könnten hier „*(1826) Wissen: Elternrolle*[25]" oder „*(2211) Umsetzung elterlicher Fürsorge*[26]" ausgewählt werden. Bei Bewertung der „*(2211) Umsetzung elterlicher Fürsorge*" handelt es sich unter anderem um Indikatoren bezüglich der elterlichen Sorge um körperliche Bedürfnisse, altersgerechte Ernährung, präventive Gesundheitsversorgung sowie der Stimulation sozialer, emotionaler, kognitiver, moralischer und spiritueller Entwicklung. Diese Einschätzung sollte vor dem Beginn einer pflegerischen Maßnahme erfolgen und zur Evaluation dienen.

Umsetzung in der Praxis

Es ist festzuhalten, dass grundsätzlich ein pflegerisches Konzept für die Elternschaft existiert. Mithilfe von pflegerischen Klassifikationswerkzeugen wie NANDA, NIC und NOC kann eine passende Pflegediagnose, Pflegemaßnahme und Pflegeevaluation bei dem Pflegeproblem der Elternschaft von psychisch kranken Patienten durchgeführt werden.

Allerdings sind die Aufgaben als Elternteil gerade in akuten psychischen Krisen kaum erfüllbar, so dass diese Thematik zwar als Pflegebedarf berücksichtigt werden muss, aber im Stationsalltag nur schwer Gehör findet. Oftmals von Nöten ist hier, neben der professionellen Hilfe bei der Bewältigung der Krise bzw. der Krankheit auch noch die Unterstützung bei der Bewerkstelligung der elterlichen Fürsorge und der Erziehung der Kinder, die Sicherstellung deren Grundbedürfnisse, um eine optimale Entwicklung zu ermöglichen. Jedoch wird dies nur selten bei der psychiatrischen Behandlung berücksichtigt (Herder & Sauter, 2011).

Zwar wird bei dem Aufnahmegespräch die familiäre Situation erfragt, allerdings reicht diese Erhebung nicht aus, um die Patientensituation und die Belastung der Angehörigen

---

[25] *„Definition: Das Ausmaß des zum Ausdruck gebrachten Wissen über Fakten und Zusammenhänge in Bezug auf die Schaffung eines nährenden und konstruktiven Umfelds für ein Kind ab dem 1. bis zum 17. Lebensjahr."* Dabei soll eine Einschätzung von 1 (Kein Wissen) bis 5 (Umfangreiches Wissen) erfolgen (Moorhead, Johnson, Maas, & Swanson, 2013, S. 767 f).

[26] *„Definition: Die Handlungen der Eltern, um ein Kind ein nährendes und konstruktives physisches, emotionales und soziales Umfeld zu bieten."* Dabei soll eine Einskalierung von 1 (Nie demonstriert) bis 5 (Ständig demonstriert) erfolgen (Moorhead et al., 2013, S. 1025).

insbesondere der Kinder verstehen und einschätzen zu können. Oftmals wird die Situation der Kinder, die Elternrolle und die Funktion der Patienten als Eltern kaum hinterfragt. Dadurch können auch die familiären Interaktionsmuster und die damit verbundenen Problematiken kaum aufgedeckt werden (Kornmüller & Driessen, 2012; Maybery & Reupert, 2009). In der Erwachsenenpsychiatrie existiert das grundsätzliche Problem, dass nur wenige bis gar keine Informationen zum familiären Hintergrund des Patienten zur Verfügung stehen. Aus diesem Grund wird innerhalb des psychiatrischen Behandlungssettings nur in wenigen Fällen konkret auf die Bedürfnisse des Patienten als Elternteil und auf dessen Kinder eingegangen (Maybery & Reupert, 2009).

Zudem ist das Fachpersonal der Erwachsenenpsychiatrie kaum mit dem Thema Elternschaft vertraut. Dort fehlt es an spezifischem Wissen und Erfahrungen mit der Familie, den Kindern und der Elternschaft an sich. Um eine Verbesserung der Situation anzustreben, wird eine zunehmende Unterstützung für Patienten, welche Eltern sind, benötigt. Damit die Angehörigen und besonders die Kinder in die psychiatrische Behandlung der Eltern integriert werden können. Innerhalb von psychoedukativen Maßnahmen wäre dies möglich, obschon es auch an adäquaten familien- und kinderfreundlichen Strategien und Maßnahmen im psychiatrischen Behandlungssetting mangelt (Maybery & Reupert, 2009).

Zusammenfassend kann gesagt werden, dass innerhalb der akutpsychiatrischen Versorgung grundsätzlich andere Pflegeziele im Vordergrund stehen, z. B. die Verhütung von selbstverletzenden Handlungen, die Reduzierung von Suizidgedanken sowie Unterstützung bei der Krankheitseinsicht. Die Medikamenteneinnahme, das Einhalten der Stationsregeln und die Integration in den stationären Alltag müssen gewährleistet sein und unterstützt werden. Zudem sind die Suizidalität und das Selbstverletzungsrisiko (z. B. Zufügung von Brandwunden, Schnittverletzungen) in der Akutpsychiatrie omnipräsent (Brieger et al., 2014), daher müssen viele einschränkende Maßnahmen (beispielsweise viele verbotene Gegenstände wie Scheren, Messer und diverse Materialen aus Glas, ständige Überwachung durch das Pflegepersonal, Fixierungen) ergriffen werden, um den Patienten vor sich selbst schützen zu können. Innerhalb dieses Rahmens leidet die elterliche Fürsorge der Patienten zwangsläufig. Es stehen genügend Literatur, als auch geeignete Pflegemaßnahmen zum Thema Elternschaft zur Verfügung, allerdings werden diese im stationären Alltag kaum bis gar nicht genutzt, da andere Behandlungsschwerpunkte gesetzt werden.

Allerdings stellt eine psychische elterliche Störung vor allem für die Kinder eine große Belastung dar und kann weitreichende Folgen nach sich ziehen. Das nächste Kapitel umfasst die Situation der Kinder von psychisch kranken Eltern.

5.   Kinder psychisch kranker Eltern

Die Beeinträchtigungen des Kindes aufgrund einer psychischen Störung in der Familie können sehr unterschiedlich ausfallen. Diese sind abhängig von der Art und Schwere der Krankheit. Bei besonders schwer ausgeprägter psychischer Störung, fällt diese oftmals erst dann auf, wenn der erkrankte Elternteil in eine psychiatrische Institution eingeliefert werden muss (Griepenstroh & Schmuhl, 2010).

Remschmidt und Mattejat (1994) gehen davon aus, dass mindestens 500.000 Kinder in Deutschland mit einem an einer affektiven Psychose oder einer Schizophrenie erkrankten Elternteil leben. Zudem haben sie innerhalb einer Studie festgestellt, dass etwa ein Drittel der Kinder, die in einer stationären Kinder- und Jugendpsychiatrie behandelt werden, einen psychisch kranken Elternteil haben. Dieses Ergebnis lässt darauf schließen, dass die Erkrankung der Eltern eine genetische Disposition für die Kinder darstellt.

Laut Lenz (2008) gibt es bislang nur Schätzungen und keine genauen Daten zu den Kindern psychisch kranker Eltern. Allerdings sei bekannt, dass die Anzahl der betroffenen Kinder relativ hoch sein muss. Laut Schätzungen von Mattejat (2008) erfahren jährlich circa 175.000 Kinder in Deutschland eine psychiatrische Behandlung der Eltern.

5.1   Erhöhtes Erkrankungsrisiko

Das epidemiologische Risiko, im Laufe ihres Lebens an einer psychischen Störung zu erkranken, ist bei Kindern psychisch kranker Eltern stark erhöht. Zum einen sei dies von genetischen Faktoren, zum anderen vom persönlichen Einfluss der Eltern im direkten Kontakt zum Kind, abhängig. Demnach gelten diese betroffenen Kinder als eine besondere Risikogruppe bei der Entwicklung von psychischen Störungen (Mattejat & Remschmidt, 2008).

Teilweise lässt sich die erhöhte Erkrankungswahrscheinlichkeit bei Kindern von schizophrenen Eltern mit genetischen Faktoren erklären. Jedoch gilt dieser Aspekt nicht nur in Bezug auf die Schizophrenie, sondern kann in bestimmtem Maße auch auf andere psychische Störungen übertragen werden.

Adoptions-, Zwillings- und weitere Familienstudien haben am Beispiel der Schizophrenie gezeigt, dass die Wahrscheinlichkeit an einer bestimmten Störung zu erkranken, gesteigert ist, wenn bei der leiblichen Mutter bzw. dem leiblichen Vater oder einem Verwandten bereits bezüglich dieser Krankheit familienanamnestisch eine Auffälligkeit besteht. Innerhalb der Allgemeinbevölkerung liegt das Erkrankungsrisiko etwa bei einem Prozent, während bei Kindern mit einem schizophrenen Elternteil, dieses um mehr als den Faktor Zehn gesteigert ist. Bei leiblichen Kindern, bei denen beide Eltern schizophren sind, steigt das Risiko auf eine 46-prozentige Wahrscheinlichkeit, selbst an Schizophrenie zu erkranken (Mattejat & Remschmidt, 2008; Remschmidt & Mattejat, 1994).

Nicht nur bei Krankheiten aus dem schizophrenen Formenkreis ist das Risiko der Kinder erhöht, sondern auch bei anderen psychischen Störungen. So ist bei einer auftretenden Depression innerhalb der Familie das eigene Risiko, selbst eine affektive Störung zu entwickeln, höher als in der Gesamtbevölkerung. Der Krankheitstyp, der Schweregrad der elterlichen Erkrankung und das Alter der Erstmanifestation spielen für diese gesteigerte Vulnerabilität eine entscheidende Rolle (Mattejat & Remschmidt, 2008).

Grundsätzlich kann daher gesagt werden, dass betroffene Kinder nicht nur eine größere Vulnerabilität aufweisen, an der gleichen psychisch Störung zu erkranken wie die Eltern, sondern sich ein allgemeines psychiatrisches Krankheitsrisiko zeigt. Bei Eltern mit einer Major Depression haben Metaanalysen gezeigt, dass ihre Kinder eine 61 prozentige Wahrscheinlichkeit haben eine psychische Störung zu entwickeln. Gegenüber der Allgemeinbevölkerung ist das Risiko vierfach erhöht innerhalb des Kindes- und Jugendalters psychisch zu erkranken (Beardslee, 2002, Beardslee, 2003 zitiert nach Mattejat & Remschmidt, 2008).

Neben der Genetik, kann auch durch die krankheitsbedingen, gestörten Verhaltensweisen zum Kind die Wahrscheinlichkeit erhöht werden (Mattejat & Remschmidt, 2008).

Kinder von psychisch kranken Eltern stellen demnach eine sehr gefährdete Risikogruppe dar. Aufgrund der Genetik und der Umwelt besteht die große Gefahr entweder die Krankheit des Elternteils, oder eine andere psychische Störung, zu entwickeln. Jedoch ist zu erwähnen, dass es sich hier nicht um eine Monokausalität handelt, da den Zahlen zu entnehmen ist, dass einige Kinder und Jugendliche keine pathologischen Auffälligkeiten zeigen oder nicht von einer psychischen Erkrankung betroffen sind. Demnach muss es noch weitere Einflussfaktoren geben, die protektiv auf die kindliche Entwicklung wirken. Denn trotz aller Belastungen und Stressoren, entwickeln sich einige betroffene Kinder normal und zeigen im Verlauf ihres Lebens keine Verhaltensauffälligkeit. Die Frage ist daher, welche Schutzfaktoren trotz hoher Vulnerabilität bestehen (Resch & Fegert, 2012).

5.2 Psychische Widerstandfähigkeit

Den Gegenpol zu den vorhandenen Risikofaktoren und negativen Auswirkungen auf das betroffene Kind stellt die psychische Widerstandsfähigkeit dar. Dabei handelt es um vorhandene Ressourcen und Schutzfaktoren, die dem Kind trotz aller negativen Belastungen eine gesunde psychische Entwicklung ermöglichen (Resilienz[27]). Mit Hilfe diverser Studien über die Resilienz von Kinder psychisch Kranker konnten eine Vielzahl von Ressourcen und Schutzfaktoren identifiziert werden, welche für die gesunde kindliche Entwicklung als zwingend notwendig zu benennen sind (Werner, 2007).

Das Konzept der Salutogenese

Das Konzept der Salutogenese nach Antonovsky (1979) geht davon aus, dass der Mensch in einem Kontinuum zwischen Gesundheit und Krankheit existiert. Das

---

[27] *„Resilienz bezeichnet ganz allgemein die Möglichkeit, trotz vorliegender Risikofaktoren bzw. Belastungen psychisch gesund zu bleiben oder nach einem kritischen Lebensereignis die psychische Stabilität zurückzugewinnen"* (Griepenstroh & Schmuhl, 2010, S. 127).

menschliche Individuum wird alltäglich mit einer hohen Stressbelastung konfrontiert und ist dennoch in der Lage im Leben zu bestehen[28].

Die salutogenetische Frage richtet sich auf den Standpunkt, was dem Mensch bzw. dem Kind ermöglicht, trotz Stressoren zu überleben und sich zu entwickeln. Im Verlauf seiner Arbeit entwickelte Antonovskys das Konzept der generalisierten Widerstandsressourcen. Diese umfassen unter anderem kulturelle Stabilität, soziale Unterstützung, monetäre Stabilität, Ich-Stärke sowie jedes Phänomen, durch welches dem Menschen die Bewältigung omnipräsenter Stressoren ermöglicht wird. Die Antwort auf die Salutogenese fand der Wissenschaftler in seinem Konzept des Kohärenzgefühls. Dieses setzt sich aus allen generalisierten Widerstandsressourcen zusammen und ist dadurch geeignet den unzähligen Stressoren Stand zu halten. Demnach stellt das Kohärenzgefühl eine wichtige Determinante der Gesundheitserhaltung und -wiederherstellung dar. Je stärker das Kohärenzgefühl ist, desto mehr Stressoren hält das Individuum aus, ohne pathologische Folgen für diesen zu zeigen (Antonovsky, 1997). Im Rahmen der psychiatrischen Arbeit kann daher auf das salutogenetische Modell im Zusammenhang mit psychischen Störungen zurückgegriffen werden, da Antonovsky für die Behandlung und Begleitung von psychisch Erkrankten eine bewältigungs- und ressourcenorientierte Perspektive geschaffen hat.

Mit Hilfe dieses Konzepts können die Patienten durch das Pflegepersonal innerhalb der psychiatrischen Versorgung als ganzheitliches Individuum wahrgenommen und nicht nur auf ihre Krankheit reduziert werden. Zentral sind dabei, dass die individuellen Ressourcen, Stärken und dessen Möglichkeiten für die Wiederherstellung bzw. Aufrechterhaltung der Gesundheit gefördert werden sollen. Zudem soll die Behandlung im psychiatrischen Setting alltags- und autonomieorientiert sein, denn die Hauptaufgabe der Pflege stellt dabei die Erkennung, Mobilisation und das Training von persönlichen Fertigkeiten, Stärken und Wiederstandsquellen dar. Zu einem gesundheitsorientierten und somit salutogenetischen Pflegekonzept zählen daher diverse Angebote wie Außenaktivitäten (Schwimmen, Wandern, Einkaufen), Psychoedukation, Konzentrationstrainings oder auch pflegerische Einzel- und Gruppengespräche (Huck, 2004).

---

[28] Dieser Aspekt trifft ganz besonders auf die Risikogruppe der Kinder von psychischen kranken Eltern zu.

Daher kann festgestellt werden, dass sich der salutogenetische Grundgedanken um ein ressourcenorientiertes Konzept handelt, mit welchem die Widerstandsfähigkeit von stressbelastenden Menschen erklärt werden kann. Anhand dieses ganzheitlichen Blickes auf die psychisch kranken Patienten, muss auch der Fokus auf die Elternschaft mit allen Anforderungen sowie den Kindern, bei der Behandlung im akutpsychiatrischen Settings, gelegt werden. Denn vor allem für die psychisch kranken Elternteile stellt dies aufgrund ihrer Erkrankung eines der wichtigen Probleme dar.

Überträgt man diesen Aspekt auf die Kinder von psychisch Kranken, so können sich diese mit Hilfe von individuellen und generalisierten Widerstandsressourcen (soziale Unterstützung durch Freunde, Familienangehörige, Empathie, Liebe, Zuneigung, persönliche Stärke, vorhandene Alltagsstrukturen) trotz der elterlichen psychischen Störung davor schützen, selbst zu erkranken.

Es gibt verschiedene Schutzfaktoren, die das Kind unter anderem vor dem Ausbruch einer Erkrankung schützen können. Die bekannteste Studie zur Resilienzforschung ist die Kauai-Längsschnittstudie von Werner & Smith (1992). Die Resultate dieser Studie zeigen auf, dass Kinder von psychisch kranken Eltern trotz enormer Belastungen, dennoch in der Lage sind, sich weitestgehend psychisch gesund zu entwickeln (Werner & Smith, 1992 zitiert nach Loch, 2014).

Personale Schutzfaktoren

Längsschnittstudien im Schulalter zeigen, dass Kinder mit einer gewissen Intelligenz und einer schulischen Kompetenz eine gesteigerte individuelle Widerstandsfähigkeit mit sich bringen. Grund hierfür ist, dass diese Kinder fähig sind, stressige Lebensereignisse realistisch einschätzen und daher auf eine Fülle von unterschiedlichen flexiblen Bewältigungsstrategien im Alltag und besonders in Notsituationen zurückgreifen können. Ein weiterer schützender Faktor sei laut der Kauai-Studie die Fähigkeit zum Überlegen und Planen. Die Kinder sollen laut dieser Studie selbst in der Lage sein, durch ihre Überzeugungen und ihre Lebenswelt ihre eigenen Handlungsweisen positiv beeinflussen zu können und somit ihre Vulnerabilität zu verändern. Die widerstandsfähigen Kinder aus der Kauai-Studie zeigen ein selbstbewusstes, leistungsfähiges, sympathisches, aber auch fürsorgliches Auftreten (Werner, 2007). Neben diesen sozialen, kognitiven und kommunikativen Kompetenzen zählen zu den kindzentrierten Schutzfaktoren des Weiteren differenzierte Temperamentsmerkmale wie eine positive Stimmungslage und ein gutes Anpassungsvermögen, ein positives Selbstkonzept sowie eine spezifische Wahrnehmung der individuellen Emotionen und eine gesteigerte internale [29] Kontrollüberzeugung (Griepenstroh et al., 2012). Auch ein ausgeprägtes Kohärenzgefühl stellt einen personellen Schutzfaktor dar (Lenz, 2008).

Familiäre Schutzfaktoren

Neben den Schutzfaktoren des Kindes, gibt es protektive Faktoren innerhalb des familiären Systems. Besonders eine konstante und kompetente Bezugsperson für die betroffenen Kinder gilt als schützender Faktor (Werner, 2007). Aber nicht nur das Vorhandensein einer Person, sondern auch eine feste emotionale und sichere Bindung zu dieser, wirkt protektiv. Zudem die Vermittlung von Akzeptanz und Orientierung im Rahmen eines positiven familiären Klimas sowie eine stabile und liebevolle Paarbeziehung der Eltern (Griepenstroh, Heitmann, & Hermeling, 2012). Außerdem ist eine emotional positive, akzeptierende und empathische sowie angemessen fordernde und kontrollierte Erziehung ein familiärer Schutzfaktor für das Kind (Lenz, 2008). Laut Lenz (2005) stellt eine weitere schützende Einheit besonders für heranwachsende Kinder, die Möglichkeit sich innerhalb des komplexen familiären Konstrukts komplett zurück zu ziehen, dar.

Laut der Kauai-Studie gilt zudem die mütterliche Schulbildung und die mütterliche Erziehungskompetenz im Umgang mit dem Kind als besonders wichtiger Faktor. Auch kann eine religiöse Überzeugung als Schutzfaktor gesehen werden. Diese gibt den betroffenen Kindern trotz allen Belastungen durch die elterliche psychische Erkrankung ein Gefühl von Stabilität, Leben, Sinn und Bedeutung (Werner, 2007).

---

[29] Das bedeutet in diesem Zusammenhang, dass das Kind fähig ist, ein positives Erlebnis als Folge von eigenen Verhaltensweisen wahrzunehmen (Griepenstroh et al., 2012).

Soziale Schutzfaktoren

Soziale Schutzfaktoren aus dem Umfeld können resilienten Kindern den benötigten Halt und die Sicherheit geben, nicht selbst zu erkranken. Verwandte, ältere Menschen aus der Gemeinschaft, Freunde, Peer-Netzwerke oder Nachbarn können als außerfamiliäre Bezugspersonen anerkannt und in Krisenzeiten als soziale Ressource genutzt werden (Werner, 2007). Besonders der Kontakt zu Gleichaltrigen und die Integration in soziale Netzwerke wirken auf das Kind als Schutzfaktor (Griepenstroh et al., 2012). Auch die professionelle Pflegekraft in einer Akutstation kann einen sozialen Schutzfaktor darstellen, gerade bezüglich der altersgerechten Informationsweitergabe über die psychische Störung des Elternteils kann den Kindern beim Verständnis und somit auch bei der Bewältigung der alltäglichen Stressoren helfen.

Hierfür liegen bislang noch keine aussagekräftigen empirischen Ergebnisse vor, allerdings gibt es laut Lenz (2005) Befunde aus qualitativen Studien, welche darauf hinweisen, dass die alters- und entwicklungsgerechte Informationsaufklärung und Wissensvermittlung über die elterliche Erkrankung sowie die Art und Weise des Krankheitsumgangs innerhalb des familiären Systems eine protektive Wirkung für die betroffenen Kinder mit sich bringt. Zudem stellt eine adäquate Krankheitsbewältigung seitens des Kindes sowie innerhalb der Familie einen speziellen Schutzmechanismus dar. Dazu ist ein aktiver und offener Umgang mit der psychischen Störung sowie eine passende Nutzung von individuellen Unterstützungs- und Hilfsangeboten in der Zusammenarbeit mit psychiatrisch-therapeutischen und sozialpädagogischen Institutionen nötig (Lenz, 2005; Lenz, 2008).

Sind die betroffenen Kinder von psychisch kranken Eltern in der Lage eine ausgeglichene Balance zwischen Risiko- und Schutzfaktoren zu entwickeln, so können sich diese auch mit größeren Belastungen bzw. Stressoren auseinandersetzen, ohne selbst an einer psychischen Störung zu erkranken und sich altersgerecht zu entwickeln (Werner, 2007). Das Pflegepersonal innerhalb des psychiatrischen Settings kann als ein unterstützender Faktor bei der Entwicklung, aber auch bei der Verfügbarkeit von Resilienz gesehen werden. Durch das Wissen über diese Schutzfaktoren kann eine ressourcenorientierte Einschätzung der Patienten erfolgen. Sämtliche pflegerischen Maßnahmen welche die Lebens- und Selbstkompetenz, Hoffnung, Genesung bzw. Wiederherstellung sowie den Optimismus fördern, können für die Entwicklung von Resilienzen unterstützend wirken (Sauer, 2011a).

Nun soll die Situation der Kinder von psychisch Kranken aufgezeigt werden.

5.3 Situation der Kinder

Es kann festgehalten werden, dass psychische Störungen nicht nur das kranke Individuum an sich betrifft, sondern das ganze familiäre System beeinflusst wird. Laut Egger (1993) stellt jede Erkrankung eine gewisse Belastung für das familiäre Gleichgewicht dar. Aber besonders psychiatrische Erkrankungen ziehen zum einen unspezifische Nachwirkungen auf diverse wichtige Lebensbereiche der Familie (besonders auf das Kind) nach sich und zum anderen kann die Erkrankung durch das Kind oftmals nicht als solche identifiziert werden (Egger, 1993 zitiert nach Pretis & Dimova, 2010).

Aufgrund einer psychischen Störung eines Elternteils verändert sich das familiäre System. Die Generationsgrenzen werden diffus und es entsteht innerhalb der Familie eine große interne Nähe bezüglich der gegenseitigen Unterstützung, Fürsorge, Rücksichtnahme sowie in der Rollenumkehr bzw. –übernahme (Lenz, 2005).

Entwicklung von Ängsten und ambivalenten Gefühlen

Aufgrund der psychischen Erkrankung eines Elternteils kann das gesamte Realitätsbild des Kindes (beispielsweise durch Wahnvorstellungen der Mutter/des Vaters) gestört sein. Die Differenzierung zwischen normalen und krankheitsbedingten Verhaltensweisen ist erschwert. Infolgedessen kann es zu einer sozialen Isolation seitens des Kindes kommen. Gegenüber der Außenwelt wird seitens der

Familienmitglieder oftmals versucht die Krankheit zu verheimlichen. Zum einen wird dies durch die Familie selbst festgelegt, zum anderen erfährt das Kind oftmals in der Schule eine gesellschaftliche Ausgrenzung aufgrund der psychischen Krankheit. Zudem lernen die Kinder, der psychisch kranken Person eine besondere Rücksichtnahme zuzusprechen. Die kindlichen Bedürfnisse, beispielsweise nach Liebe, Struktur und Förderung, werden zurückgestellt, da sich innerhalb des eigenen Lebensraumes alles um die mütterliche/väterliche Erkrankung dreht. Die Entwicklung von enormen Verlassensängste und ambivalente Gefühle im Erwachsenenalter können die Folge sein. Sie haben meist Angst vor Nähe und halten andere Menschen ungewollt auf Distanz, haben aber gleichzeitig das starke Bedürfnis nach Liebe und können nur schwer alleine sein. Diese gegensätzliche Gefühlswelt ist oftmals auf das Alleinsein in der Kindheit zurück zu führen. Der gesunde Elternteil kümmert sich entweder vollkommen um die Bedürfnisse des Erkrankten oder zieht sich komplett aus der Situation zurück, aufgrund der eigenen Überforderung durch die Krankheit (Scherber, 2008).

Gerade bei einem Klinikaufenthalt entwickeln betroffene Kinder die Angst vor einer längerfristigen Trennung. Vor allem ältere Kinder, die fähig sind die Trennung und die Einweisung wahrzunehmen, haben Bedenken, den Elternteil ganz zu verlieren, dass die Krankheit schlimmer werden könnte, dass der Mutter oder dem Vater etwas passieren könnte oder dass sich das Elternteil dort suizidieren könnte. Da die Kinder im wiederholten Falle erleben müssen, dass akute Krankheitsphasen beim betroffenen Elternteil eintreten, entwickeln diese oftmals ein Gefühl der Hoffnungslosigkeit oder Resignation. Zudem kann sich Wut auf die erkrankte Person entwickeln. Die Kinder werden oft von ihren erkrankten Eltern enttäuscht und es fehlt besonders in Akutphasen an wichtigen entwicklungsfördernden Dimensionen [30] wie Wertschätzung und Anerkennung. Die Kinder erleben dabei eher die Gegenpole wie emotionale Kälte und Ablehnung der eigenen Person. Dies führt zu Enttäuschung, die zu Wut und Trauer umschlagen kann (Lenz, 2005).

Insbesondere in der Zeit vor einer Klinikeinweisung erleben die Kinder die Verschlechterung des Gesundheitszustandes sowie eine krisenhafte Entwicklung der Erkrankung. Aufgrund dessen verlieren typische und vertraute Wahrnehmungen, Gefühlsreaktionen und Verhaltensweisen im familiären Alltag an Regelmäßigkeit und Struktur. Gerade in dieser Zeit werden die Kinder häufig in elterliche

---

[30] Vgl. Kapitel 4.1

Auseinandersetzungen miteinbezogen. Es kommt zu Suizidandrohungen bzw. - versuchen oder auch Handgreiflichkeiten gegenüber dem Kind oder dem/der Partner/in. Innerhalb dieser Rahmenbedingungen erleben die Kinder Gefühle von Ohnmacht und Angst. Es kommt zu einer Rollenumkehr innerhalb des familiären Systems und die Kinder werden gedrängt, die Rolle des Partners einzunehmen. Die Folge sind oftmals Loyalitätskonflikte. Das Kind möchte der neuen Rolle gerecht werden und deren Anforderungen erfüllen. Dabei kommt es zu Empfindungen, sich alleine, innerlich zerrissen und leer zu fühlen (Lenz, 2005).

Gestörte Aufgaben- und Rollenübernahme

Betroffene Kinder erfahren eine veränderte Aufgaben- und Rollenübernahme. Durch die psychische Erkrankung des Elternteils verändern sich die Familienbeziehungen und das familiäre Gleichgewicht wird gestört. Das Kind übernimmt beispielsweise die Verantwortung für den Haushalt, die Tagesstrukturierung und die Versorgung der kleineren Geschwister. Zudem soll dieses die Realisierung des Lebenstraums der Eltern ermöglichen. Oftmals werden die Kinder von dem psychisch kranken Elternteil als Partnerersatz, Vertrautem oder Freund und nicht mehr als Kind, mit kindlichen Grundbedürfnissen nach Liebe und Bindung, gesehen. Dadurch wird dem Kind eine große Verantwortung und Selbstständigkeit auferlegt. Gleichzeitig verliert dieses seine kindliche Unbeschwertheit und die freie Zeiteinteilung, um sich beispielsweise mit Freunden zu treffen oder Freizeitaktivitäten nachzugehen und somit einen Ausgleich schaffen zu können (Scherber, 2008; Lenz, 2008).

Infolgedessen findet eine Rollenumkehr zwischen dem psychisch erkranktem Elternteil und dem Kind statt, wodurch ein intergenerationelles Beziehungsungleichgewicht resultiert. Dies wurde von Boszormenyi-Nady & Spark (1995, S. 16) als der Begriff *„Parentifizierung"* (*„childasparent"*) definiert (Loch, 2014, S. 59). Für das betroffene Kind ist es schwer erfüllbar, den Rollenerwartungen gerecht zu werden. Um dies trotzdem zu ermöglicht, versucht es selbst seine individuellen Bedürfnisse zurückzustellen, um den Zuweisungen ausreichend nachkommen zu können. Folge kann jedoch sein, dass die kindliche Entwicklung (z. B. im Bereich einer sicheren Bindung) dadurch gestört wird. Da die Betroffenen lediglich Kinder sind, können sie die unrealistischen Rollenerwartungen nicht erwartungsgemäß erfüllen. Durch die ungenügende Rollenerfüllung der Kinder entsteht eine Frustration bei den Eltern. Es folgen Schuldzuweisungen, welche familiäre Konflikte und Probleme nach sich ziehen. Das Kind erfährt dadurch das Gefühl von unzureichender Wertschätzung bzw. Wahrnehmung und fühlt sich daher in der Rolle des Ausgestoßenen. Dies kann mit einer emotionalen Unterversorgung einhergehen (Boszormenyi-Nagy & Spark, 1981 zitiert nach Lenz, 2008).

Fehlen einer Bezugsperson

Dem Nachwuchs von psychisch Kranken fehlt es oftmals an einer zuverlässigen und vertrauensvollen Bezugsperson, die innerhalb des krankheitsbelasteten Familiensystems eine ausgleichende Funktion übernehmen könnte. Zwar kann diese Bezugsperson kein Ersatz für den psychisch kranken Elternteil sein, aber für das betroffene Kind eine Unterstützungsfunktion bzw. eine starke soziale Ressource für die anstehenden Anforderungen (wie Gefahr der Rollenumkehr, Übernahme von zu viel Verantwortung, Isolation) übernehmen. Laut Lenz (2005) kann eine externe Bezugsperson für das Kind als ein soziales Immunsystem gesehen werden. Das Kind muss enorm viel Energie für die emotional anstrengenden Verwicklungen innerhalb des familiären Systems aufwenden. Zu diesen zählen unter anderem die zugeteilte Rollen- und Verantwortungsübernahme, die Gefühle von Schuld, Angst, Verzweiflung und Alleinsein sowie das Sprechverbot über die Krankheit. Dadurch erleben die Kinder vermehrt einen versperrten Zugang zu dem dringend benötigten innerlichen und äußerlichen Freiraum, um andere soziale Bindungen außerhalb der Familie aufbauen und aufrechterhalten zu können. Aufgrund des Gefühls der Unentbehrlichkeit, ist die Angst vor einer krankheitsbedingten Eskalation oder einer krisenhaften Entwicklung bei Entfernung aus dem häuslichen Umfeld ein ständiger Begleiter. Außerfamiliäre Kontakte und Aktivitäten werden daher meist komplett eingestellt (Lenz, 2005; Lenz, 2008).

Gerade depressive Elternteile zeigen gegenüber ihren Kindern eine „*Maximalvariante*" bezüglich der krankheitsbedingten Verhaltensweisen. Dazu zählen eine reduzierte Affektivität und Sprachgebrauch sowie eine herabgesetzte Mimik und Motorik. Diese gezeigten Verhaltensweisen lösen beim betroffenen Kind ein Gefühl des tatsächlichen Verlassenwerdens aus. Zwar versuchen sie zunächst stetig Kontakt zum erkrankten Elternteil aufzunehmen, geben dieses Verhalten allerdings aufgrund von Frustration auf, da keine Verbesserung beim krankheitsbedingen Verhalten der Bezugsperson eintritt. Diese Frustration führt schließlich zur Isolation. In diesem Zusammenhang wird von dem Begriff „*anwesender Abwesenheit*" gesprochen. Trotz körperlicher Anwesenheit der primären Bezugsperson, ist diese durch die Depression psychisch bzw. emotional vom Kind getrennt und dies ist daher gleichzusetzen mit denselben Konsequenzen wie bei einer realen Abwesenheit (Wiefel & Lehmkuhl, 2004, S. 29).

Laut Oginbene & Collins (1998) gibt es einige Studien darüber, wie und in welchem Umfang Kinder von psychisch kranken Eltern überhaupt in der Lage sind, sich autonom Hilfe bei der Bewältigung der krankheitsbedingten Stressoren zu suchen. Dabei spielt die Bindungstheorie[31] eine besondere Rolle. Es heißt, Kinder, welche sicher gebundene Individuen sind, wären in der Lage ein selbstständiges Hilfesuchverhalten zu zeigen. Diese Verhaltensweisen werden dann gezeigt, wenn eine Unterstützung für die Problembewältigung notwendig ist. Das Hilfesuchverhalten erfolgt bei sicher gebundenen Kindern in einer direkten und offenen Weise. Im Gegensatz dazu stehen die unsicher gebundenen Kinder. Sie neigen stark dazu entweder ein reduziertes oder besonders stark ausgeprägtes Hilfesuchverhalten an den Tag zu legen (Oginbene & Collins, 1998 zitiert nach Lenz, 2008). Demnach ist auch hier eine sichere und somit gesunde Bindung zu einer Bezugsperson ein wichtiger Grundstein für die Bewältigung der elterlichen, krankheitsbedingten Anforderungen an die Kinder.

Umkehr der Eltern-Kind-Beziehung

Psychisch kranke Eltern geben oftmals dem Kind das Feedback, dass sie auf ihren Nachwuchs angewiesen sind und bürden diesen damit ein anormal hohes

---

[31] Vgl. Kapitel 4.1

Verantwortungsgefühl bezüglich ihres elterlichen Wohlbefindens auf. Diese Erwachsenen erwarten von ihren Kindern, dass diese jeder Zeit als *„Bindungsfiguren"* verfügbar sind, sie daher stets trösten und umsorgen müssen. Folglich sind diese *„parentifizierenden"* Elternteile nicht in der Lage das kindliche Bedürfnis nach liebevoller und konstanter Eltern-Kind-Beziehung durch empathische, verlässliche und prompte Verhaltensweisen zu erfüllen. Der betroffene Erwachsene steht dem Kind als Primärbezugsperson nur teilweise oder gar nicht zur Verfügung. Dadurch kann keine sichere Bindung und somit auch keine sichere Eltern-Kind-Beziehung aufgebaut werden. Infolgedessen ist das Kind nicht in der Lage die Umwelt im Rahmen einer normalen kindlichen Entwicklung adäquat erkunden zu können. Innerhalb der kindlichen Entwicklung lernt dieses stattdessen, dass es nur durch die Einnahme der *„Fürsorge-Rolle"* innerhalb der Eltern-Kind-Beziehung Nähe zum betroffenen Elternteil aufbauen kann. Somit erwerben diese Kinder im Laufe ihres jungen Lebens sämtliche Kompetenzen, sich fürsorglich gegenüber dem erkrankten Elternteil zu verhalten, um die gewünschte Nähe zu erhalten. Diese Rollenumkehr kann als eine Art *„Anpassungsleistung"* des Kindes gesehen werden (Lenz, 2008, S. 37).

Aufgrund der oben genannten Auswirkungen auf diese Kinder gelten sie als eine besondere Hochrisikogroppe für eine unsichere Bindung und neigen daher grundsätzlich auch dazu eine Bindungsstörung zu entwickeln. Zu diesen Bindungsstörungen zählen unter anderem die reaktive Bindungsstörung (ambivalente Reaktionen in verschiedenen sozialen Situationen, emotionale Auffälligkeiten z.B. Isolation, Aggression) und die enthemmte Bindungsstörung (mangelnde bzw. diffuse exklusive Bindung während der ersten fünf Lebensjahre, distanzlose Interaktion mit fremden Personen, Suche nach Aufmerksamkeit. Laut Lyons-Ruth & Jacowitz (1999) gibt es eine wissenschaftlich nachgewiesene Korrelation zwischen einer elterlichen Depression und einer hochunsicheren Bindung des Kindes (Lyons-Ruth & Jacowitz, 1999 zitiert nach Ziegenhahn & Fegert, 2004).

Ein großer Teil der Auswirkungen auf Kinder von psychisch kranken Eltern könnte mit Hilfe einer pflegerischen Primärprävention auf einer psychiatrischen Akutstation thematisiert und erst behandelt werden. Zum einen durch eine frühzeitige, altersgerechte Aufklärung der Kinder über die elterliche Krankheit und zum anderen die Information an die Eltern über das Erkennen von bereits vorhandenen elterlichen Kompetenzen und die gezielte Förderung von diesen.

5.4   Klinikaufenthalt eines erkrankten Elternteils

Im Rahmen einer dänischen High-Risk-Studie von Walker et al. (1981) wurden 207 Kinder von schizophrenen Müttern untersucht, um darzustellen, welche Auswirkungen für Kinder entstehen, wenn ein psychisch erkrankter Elternteil wegen einer institutionellen Unterbringung vom Kind getrennt wird. Die Kinder (unter dem 10. Lebensjahr) wurden zu Beginn der Studie und zehn Jahre später mittels eines standardisierten Interviews und zweier Fragebögen befragt. Dabei wurde festgestellt, dass die Kinder zum einen durch die Abwesenheit des Elternteils und zum anderen durch die Institutionalisierung beeinträchtigt wurden. Die Unterbringung in eine Einrichtung führt bei diesen im beträchtlichen Maße zu psychopathologischen Auffälligkeiten (besonders Denkstörungen) und zu Ausprägungen antisozialer Verhaltensweisen (Walter et al., 1981 zitiert nach Remschmidt & Mattejat, 1994).

Auch Lenz (2005) beschreibt innerhalb einer qualitativen Untersuchung mit 22 interviewten Kindern die Folgen einer Hospitalisierung eines psychisch kranken Elternteils. Dies wird als ein besonders dramatisches und einschneidendes Erlebnis von den Kindern empfunden. Da eine Zwangseinweisung gegen den Willen der Betroffenen abläuft, wird diese unfreiwillige Aufnahme oftmals durch eine *„krisenhafte Entwicklung"* begründet. Bei einer solchen seelischen Krise sind meist Zwangsmaßnahmen unumgänglich, da der psychisch Kranke mit Suizidgedanken oder - handlungen droht bzw. diese durchführt und somit eine außerordentliche und traumatisierende Belastungssituation für die Kinder entstehen kann. Die Einweisung in eine Klinik würde laut Lenz beim Kind eine *„Schmerzliche Verlusterfahrung"* auslösen. Es kommt zu *„Einschneidende[n] Veränderungen in der familiären Lebenssituation, wenn die Mutter krank ist"*. Demnach habe eine Zwangseinweisung eine *„Traumatisierende Wirkung"* für das Kind (Lenz, 2005, S. 84f).

Besuche in der Erwachsenenpsychiatrie

Lenz (2005) gibt an, dass Eltern von einer Mehrzahl der Kinder mindestens einmal pro Woche in der Klinik besucht werden. Kleinkinder freuen sich beim Besuch ihre Mutter bzw. ihren Vater sehen zu können, empfinden ihn jedoch als *„ein bisschen langweilig"*. Grundsätzlich werden diese Besuche aber, als ein positives Ereignis wahrgenommen (Lenz, 2005, S. 105).

Während des Aufenthalts auf einer psychiatrischen Akutstation dürfen in der Regel keine kleineren Kinder auf die Station gebracht werden. Grund dafür ist, dass der akut erkrankte Elternteil und dessen Mitpatienten auf der Station als eine zu belastende Situation für das Kind gesehen werden. Folglich wird eine Abschirmung des Kindes vom Patienten als sinnvoll erachtet, bis eine Stabilisierung dessen zu erreichen ist. Allerdings gibt Lenz (2005) an, dass gerade dieses Besuchsverbot die Trennungsängste und die Schuldgefühle verstärken würden. Durch das Wegbleiben des Elternteils entwickelt das Kind durch seine realitätsfremden Phantasien eine eigene Erklärung. Jedoch ist diese frei entwickelte, auf kindlichen Phantasien beruhende Erklärung oftmals viel belastender für dieses als ein kindgerechtes Aufklärungsgespräch über die elterliche Erkrankung (Pretis & Dimova, 2010).

Jugendliche haben ein starkes Pflichtgefühl gegenüber dem/der Erkrankten, deswegen besuchen sie diesen fast täglich. Viele von ihnen vereinbaren mit dem gesunden Elternteil sich mit den Besuchen abzuwechseln, so dass täglich mindestens ein Familienangehöriger bei den Patienten ist. Die älteren Kinder spüren laut Lenz (2005) eine Art von unbewusster Verpflichtung gegenüber den erkrankten Eltern. Diese wird vom Krankenhauspersonal verstärkt, da den Kindern vermittelt wird, dass ihre Besuche positive Auswirkungen auf den Genesungsprozess des Elternteils haben. Auch durch den Kontakt zu Mitpatienten auf der Station und deren Erzählungen von Tagesaktivitäten und Befinden der/des Mutter/Vaters wird das Pflichtgefühl weiter bestärkt.

Von Lenz (2005) befragte Jugendliche geben an, dass diese vor ihrem ersten Besuch mit vielen Vorurteilen bezüglich der Psychiatrie zu kämpfen hatten. Die Vorstellung, ihre Eltern dort besuchen zu müssen, empfanden die Betroffenen als großes Unwohlsein.

Auch schildern die älteren Kinder einzelne Begegnungen mit Mitpatienten auf der Station, welche diese als bedrohlich erlebten. Gerade Verhaltensweisen oder Gefühlsreaktionen, welche den Kindern nicht bekannt waren, lösten große Verunsicherungen aus und wirkten belastend für diese. Daraufhin wurden ihre Besuche im Krankenhaus verkürzt.

Die räumliche Ausstattung einer psychiatrischen Akutstation nahmen die Kinder eher als abweisend, wenig wohnlich und kombiniert mit einer kalten Atmosphäre war, da weder die Böden noch die Wände wohnlich gestaltet werden. Gerade auf einer Akutstation, auf der es vor allem um die Stabilisation des Gesundheitszustandes geht, verbringen die Patienten die meiste Zeit im Fernseh- bzw. Aufenthaltsraum oder im Raucherraum. Nach Meinung der Kinder fehlt es ihren Eltern dort an Aktivitätsmöglichkeiten wie Ausflügen oder Spielen, welche diese von ihrer Krankheit ablenken könnten. Einige Kinder berichten laut Lenz (2005) auch von Kontakten mit dem Pflegepersonal. Die Mitarbeiter würden situations- und zeitabhängig auf den Nachwuchs zukommen und sich nach der häuslichen Situation, der Schule und dem Eigenerleben erkundigen. Zudem würde das Personal ihnen Trost spenden, versuchen sie zu beruhigen und sie über den aktuellen Zustand sowie die Behandlungsfortschritte des erkrankten Elternteils informieren. Die Kinder wenden sich mit ihren Fragen daher vor allem an die Pflegekräfte der Stationen (Lenz, 2005).

Der Kontakt zu den Kindern der psychisch erkrankten Patienten und dem Fachpersonal der Psychiatrie gestaltet sich derzeit während der Besuche eher zufällig und spontan. Dieser Kontakt findet meist mit dem Pflegepersonal statt. Grund hierfür ist, dass die Pflegefachpersonen ständig auf der Station vertreten sind und daher einen umfassenden Einblick in die individuelle Lebenswelt der Patienten haben (Lenz, 2005).

Es gibt in der Akutversorgung eine Altersbegrenzung für den Besuch. Kleinkinder und Säuglinge werden als Besucher nicht gerne gesehen, da davon ausgehen wird, dass das Kind durch den erkrankten Elternteil sowie die schwer kranken Mitpatienten auf der Station verstört werden könnte. Allerdings wird seitens der Kinder ein Besuch auf einer Akutstation meist als ein positives Erlebnis wahrgenommen, da sie sich über den Zustand des erkrankten Elternteils überzeugen und ihre Angst trotz der Trennung reduzieren könnten. Jedoch werden die Besuche der Kinder aufgrund von schwer erkrankten und daher bedrohlich wirkenden Mitpatienten sowie der kargen räumlichen Ausstattung oftmals nur kurzgehalten. Schnell stellt sich bei kleineren Kindern Langeweile ein, bei Älteren überwiegt das Pflichtgefühl und sie besuchen ihre Eltern daher fast täglich. Da gerade Kontakt zum Pflegepersonal besteht, empfinden Kinder ein Vertrauen zu diesem Fachbereich.

Daher stellt sich die Frage, ob die Treffen mit den Kindern zum Erhalt der Beziehungskonstanz und der Reduktion von Ängsten und Schuldgefühlen nicht in einem separaten Rahmen auf der Akutstation stattfinden könnten, in dem die Raumatmosphäre freundlich gestaltet ist und auch Spiele gegen die kurze Aufmerksamkeitsspanne der kleineren Kinder zur Verfügung stehen. Auf Wunsch könnte eine vertraute Pflegekraft während des Treffens mit dem Kind anwesend sein. Dadurch könnten die Kinder den Elternteil besuchen, ohne Angst vor Mitpatienten haben zu müssen, oder sich zu langweilen.

Aus diesem Grunde sollte sich besonders die Pflege um die Miteingliederung bzw. Begleitung von Kindern psychisch kranker Eltern auf einer Akutstation bemühen, da sie ohnehin bereits im Kontakt mit den Kindern steht und möglicherweise deren Vertrauen genießt. An diesem Punkt sollte angesetzt werden, damit sich die Kinder nicht alleine fühlen, sollte sie am Behandlungsspektrum der akutpsychiatrischen Versorgung der Eltern teilhaben.

5.5 Angehörigenarbeit mit Kindern in der Psychiatrie

Derzeit gibt es nur sehr wenige Handlungsmodelle für die Begleitung von Kindern psychisch kranker Eltern während des Aufenthalts auf einer psychiatrischen Facheinheit. Aktuell liegen bei der Angehörigenarbeit auf der Station vor allem erwachsene Angehörige im Fokus der Pflege. Der Angehörige stellt für den Patienten eine soziale Ressource dar, der heute als ein wichtiger Bestandteil der psychiatrischen Versorgung gesehen wird. Es ist mittlerweile bekannt, dass Gefühle, Einstellungen und Verhaltensweisen von nahestehenden Personen den/die Patienten/in sehr beeinflussen und damit auch die Chance auf eine positive Rehabilitation fördern bzw. das Rückfallrisiko senken können. Die Aufgabe der derzeitigen Angehörigenarbeit umfasst die Unterstützung der Familie und die Begleitung der Angehörigen bei der Bewältigung ihrer Situation (Lenz, 2005).

Kinder als vergessene Angehörige

Bei der Angehörigenarbeit innerhalb der psychiatrischen Pflege zählen vor allem erwachsene Angehörige zur Zielgruppe. Kinder von Betroffenen werden zwar von den Mitarbeitern wahrgenommen, allerdings werden diese meist nicht bewusst in die Arbeit mit dem psychisch kranken Patienten integriert. Da die allgemeine Ansicht vorherrscht, dass die Kindern durch die Konfrontation mit der elterlichen Erkrankung überfordern würden (Schone & Wagenblass, 2006a). Zu Angehörigengruppen im psychiatrischen Setting finden sich vor allem die Mütter von chronisch psychisch Kranken ein. Weniger häufig nehmen die Partner dieses Angebot wahr. Enorm in der Unterzahl sind besonders Geschwister und erwachsene Kinder (Heim, 2006).

Die Kinder von psychisch kranken Eltern waren lange Zeit nicht im Fokus der Forschung, obwohl gerade diese erheblich von dem chronischen und wiederkehrenden Krankheitsverlauf in sämtlichen wichtigen Lebensbereichen betroffen sind. Jedoch wurden in den letzten Jahren einige Studien innerhalb der psychosozialen und psychiatrischen Forschung zum Thema der Situation der Kinder, veröffentlicht (Lenz, 2005). Laut Schmid, Spießl & Cording (2005) sind nicht nur die Kinder psychisch Erkrankter enorm belastet, sondern auch die Geschwister von Betroffenen stellen eine weniger beachtete Angehörigengruppe dar.

Ziele der Angehörigenarbeit mit Kindern

Lenz (2005) beschreibt eine zusammengefasste Übersicht von Zielen, welche bei der Angehörigenarbeit mit Kindern als unumgänglich gesehen werden. Zum einen geht es um die Entlastung der Kinder. Dabei soll eine Reduzierung bezüglich der krankheitsbedingten, entwickelten Gefühle von Angst, Schuld und Scham stattfinden. Die Kinder sollen in krisenhaften Zeiten begleitet werden und eine altersgerechte

Aufklärung bezüglich der Krankheit und der Behandlung des erkrankten Elternteils erfahren. Zum anderen sollen die Kinder in ihren vorhandenen Ressourcen gefördert werden. Um dies zu ermöglichen, soll die Orientierung an Netzwerken gestärkt und zu aktiven Bewältigungsstrategien verholfen werden. Außerdem soll eine Ermutigung zu einer positiven Loslösung und persönlichen Abgrenzung des Kindes stattfinden. Auch die Beteiligung an einer Rückfallverhütung gilt als ein wichtiger Aspekt der Angehörigenarbeit mit dem Schwerpunkt auf den Kindern. Es soll ein großes Augenmerk auf Frühwarnzeichen[32] gelegt und eine alters- und entwicklungsgerechte Verantwortungsübernahme geschaffen werden, da den Kindern oft eine inadäquate Rollenübernahme (z. B. Partner statt Kind, Putzfrau statt Kind) aufgezwungen wird. Wesentlich ist auch die Reduzierung der emotionellen Anspannung innerhalb des familiären Systems (Lenz, 2005).

Signifikant wäre zudem, eine Normalisierung der Alltagsabläufe der Kinder zu erreichen. Besonders diese Kinder brauchen zuverlässige soziale Beziehungen, beständige Interaktionen und Akzeptanz in ihrem Alltag (Koch-Stoecker, 2006). Die betroffenen Kinder sollen Selbstbewusstsein aufbauen, um sich selbst Freiräume für eigene Bedürfnisse und Wünsche schaffen zu können (beispielsweise Hobbies oder Treffen mit Freunden). Zudem sollte die Verantwortungsübernahme bezüglich der anfallenden Haushaltstätigkeiten in einem altersangemessenen Rahmen festgelegt werden. Ist der psychische Zustand instabil, so kann nach § 31 SGB VIII eine sozialpädagogische Familienhilfe beantragt werden, um der Familie bei den täglich anfallenden Arbeiten eine Unterstützung zu gewährleisten.

Ein weiteres großes Ziel umfasst eine grundsätzliche Enttabuisierung von psychischen Störungen. Die Kinder sollen lernen, offen über ihre Gefühle von Scham, Angst und Verzweiflung (ausgelöst durch die elterliche Erkrankung) zu reden. Zudem sollte altersabhängig mit den Kindern über die psychische Störung gesprochen werden, um ihre eigene, durch die kindliche Phantasie verzerrte Wirklichkeit mit Hilfe einer behutsamen Aufklärung zu entzerren.

---

[32] Laut Lenz (2005) umfassen diese Warnzeichen unter anderem häufiges Weinen und Antriebslosigkeit, Unruhe, Gereiztheit, Überängstlichkeit, klammerndes Verhalten, Rückzug und Isolation.

Besonderheiten in der Angehörigenarbeit mit Kindern

Jüngere Kinder haben innerhalb des familiären Systems die hierarchisch niedrigste Position. Daher ordnen sich die Kinder dem Erwachsenen unter, da dieser eine natürliche Autoritätsperson darstellt. Dies gilt auch für das psychiatrische Fachpersonal, denn aufgrund ihrer beruflichen Stellung und Kompetenz strahlen diese ein hohes Maß an Autorität aus. Wegen diesem hierarchischen Konstrukt ist es für die Kinder schwer sich in der Angehörigenarbeit aktiv mit einzubringen und gegenüber dem psychisch erkrankten Elternteil negative Gefühle, Kritik oder Wünsche bzw. Bedürfnisse zu äußern. Eine der wichtigsten Aufgaben bei der Arbeit mit Kindern als Angehörige ist die Übernahme der *„Rolle des Katalysators und Motivators"* sowie eine Herbeiführung und ein Anstoß zu Austauschprozessen zwischen Kind und Erwachsenen zu ermöglichen (z. B. Reden über Bedürfnisse und Wünsche, Eigenerleben). Auch muss das pflegerische Personal für den erkrankte Elternteil als Modell fungieren und zeigen wie sie die Herstellung von mehr Offenheit und Transparenz erreichen können, um den kindlichen Bedürfnissen und Wünschen adäquat begegnen und sich mit diesem Belangen konstruktiv auseinander setzen zu können, ohne den erkrankte Elternteil zu demütigen oder zu destabilisieren. Zudem sollen die Fachpersonen in der Lage sein, eine Art Patenschaft für die Kinder zu übernehmen, um die kindliche Perspektive, ihre Bedürfnisse und Standpunkte zu schützen und aktiv für ihr Wohlbefinden einzutreten (Lenz, 2001 zitiert nach Lenz , 2005, S. 158). Diese Aspekte könnten in das Konzept der Bezugspflege[33] integriert werden, um somit einen ganzheitlichen Rahmen in der Angehörigenarbeit mit Kindern zu gewährleisten.

Um die Wahrung und Unterstützung der kindlichen Rechte auf Partizipation und Autonomie ermöglichen zu können, gibt es eine Reihe von speziellen Handlungsmöglichkeiten für die kompetenten Fachkräfte. Dabei handelt es sich um verschiedene Funktionen und Rollen, welche von professionellen Helfern eingenommen werden müssen, um adäquat mit den Kindern von psychisch kranken Eltern arbeiten zu können (Lenz, 2005). Reiter-Theil, Eich & Reiter (1993, S.19) haben diese wie folgt ausformuliert:

- *Erfragen und Berücksichtigen ihrer Motivation,*

---

[33] Vgl. Kapitel 3.2 *Das Konzept der Bezugspflege*

- *altersmäßige Information,*
- *explizites Ansprechen ihrer Wünsche und Ängste,*
- *Anerkennung ihrer Fähigkeiten und Rechte,*
- *Stützung ihrer Position und Sichtweise gegenüber den erwachsenen Therapieteilnehmern bzw. anderen Auftraggebern (Jugendamt u. ä.),*
- *Eingehen auf nonverbale Zeichen von Therpie-ablehnung,*
- *unbedingtes Akzeptieren des Wunsches eines Kindes eine (begonnene) Therapie verlassen zu dürfen.*

Anhand dieser Aufzählung kann festgestellt werden, dass die Pflegefachkraft verschiedene Rollen, wie von Peplau[34] beschrieben, ein zu nehmen hat.

Mit der Rolleneinteilung nach Peplau (1995) und der Aufzählung nach Reiter-Theil et al. (1993) kann eine Verbindung hergestellt werden. Die Pflegekraft kann die Rolle des Unterstützenden für die Kinder einnehmen, das könnte Anerkennung der kindlichen Fähigkeiten umfassen. Die Rolle des Stellvertreters könnte das Eingehen auf nonverbale Zeichen, die Stützung der kindlichen Position und Anerkennung der kindlichen Rechte umfassen. Die Rolle des Beraters könnte die Vermittlung von altersgemäßen Informationen beinhalten. Durch dieses Zusammenspiel von beiden Einteilungen kann der Aufgabenbereich der Pflege bei der Angehörigenarbeit mit Kindern deutlich aufgezeigt und realistisch umgesetzt werden. Dabei sollte stets an eine „Hilfs- und Unterstützungs-Partnerschaft" zwischen Pflegeperson und erkranktem Elternteil gedacht werden, damit kein Dissens zwischen Eltern und Pflegekraft oder ein Loyalitätskonflikt bei den Kindern gegenüber ihren Eltern entsteht.

---

[34] Vgl. Kapitel 3.3

6. Derzeitige Unterstützungsangebote für Kinder psychisch Kranker

Mattejat & Remschmidt (2008) geben an, dass die präventiven Maßnahmen bei Kindern psychisch kranker Eltern dringend verbessert werden müssen. Dabei sei deren Erfolg abhängig von der adäquaten psychiatrischen Elternbehandlung, speziell an die Familiensituation angepasste Hilfsangebote (z. B. Selbsthilfegruppen und Familienhilfe) und der Psychoedukation.

Aktuell gibt es bereits einige Projekte und Hilfsangebote speziell für Kinder psychisch kranker Eltern. Im Folgenden sollen einige ausgewählte Projekte vorgestellt werden.

KANU - Gemeinsam weiterkommen

Das KANU-Konzept umfasst eine Primärprävention bei unauffälligen Kindern von affektiv, oder schizophren erkrankten Eltern im Alter von sechs bis 14 Jahren und wurde für das Setting der Erwachsenenpsychiatrie entwickelt. Die Behandlung erfolgt parallel zum stationären Psychiatrieaufenthalt des psychisch kranken Elternteils. Ziel dieses Konzeptes ist, die familiären Belastungen zu reduzieren und die Ressourcensituation innerhalb der Familie zu verbessern. Dies soll mit Hilfe von vier angebotenen Modulen erreicht werden: Eltern-, Kind- und Familiengespräche, Patenschaften, KANU-Elterntrainings und KANU-Gruppenangebote für Kinder und Jugendliche. Bei den Gesprächen sollen eine Aufklärung und eine Informationsvermittlung über die Krankheit stattfinden. Es soll eine Enttabuisierung erreicht, Gefühle von Scham und Angst sollen gemindert, ein familiäres Verständnis und eine bessere Kommunikation im familiären System soll ermöglicht werden. Bei den Patenschaften soll durch einer Bezugsperson außerhalb der Familie, eine langfristige und regelmäßige Unterstützung des erkrankten Elternteils im Behandlungszeitraum stattfinden. Dadurch muss das Kind nicht fremd untergebracht werden und es herrscht trotz des Klinikaufenthalts des psychisch Kranken eine Vermittlung von Normalität und Orientierung. Das Kanu-Elterntraining soll Erziehungskompetenz vermitteln, damit die elterliche Rolle trotz einer psychischen Störung aktiv übernommen werden kann. Das

KANU-Gruppenangebot umfasst ein Skillstraining zur Förderung von Lebenskompetenzen. Die Kinder sollen einen sicheren Umgang mit ihren Gefühlen, Belastungen und Krisen erlernen (Reinisch & Schmuhl, 2012).

FIPS (Familien in psychischer Notlage)

FIPS stellt ein Beratungs- und Unterstützungsangebot für Familien mit einem psychisch erkrankten Elternteil dar. Das Projekt soll die Familie unterstützen, ihren Alltag mit den Kindern bewältigen zu können. FIPS ist ein Angebot seitens der Erwachsenenpsychiatrie und wird von einer Diplom-Sozialpädagogin geleitet. Im Rahmen dieser Beratung kommen Elemente der lebensweltorientrieten Sozialpädagogik, der Psychoedukation, der klientenzentrierten Gesprächsführung und der systematischen Familientherapie zum Einsatz. Das zentrale Ziel ist, die Familie zu unterstützen ein normales Leben zu führen. Besonders möchte das Projekt den Hilfebedarf der betroffenen Familien ermitteln, diese über mögliche Unterstützungsangebote aufklären, um ihnen anschließend bei der Inanspruchnahme helfen zu können. Dabei muss die Intervention einerseits auf das betroffene Kind abzielen, beispielsweise die kranken Verhaltensweisen des Elternteils eindeutig erklären, damit dieses die Möglichkeit erhält zwischen den kranken und gesunden Anteilen innerhalb der Eltern-Kind-Interaktion unterscheiden zu können. Zum anderen muss auch der betroffene Elternteil mit behandelt werden, um z. B. das Selbsterleben des Kindes aufzeigen zu können (Kilian & Becker, 2008).

KIPKEL (Präventionsprojekt für Kinder psychisch kranker Eltern)

KIPKEL umfasst ein Beratungs- und Hilfsangebot um die Persönlichkeitsentwicklung von Kindern psychisch erkrankter Eltern innerhalb des belastenden familiären Umfeldes unterstützen zu können (Schone & Wagenblass, 2010). Zielgruppe dieses Projektes sind Familien mit minderjährigen Kindern im Alter von vier bis 17 Jahren, bei welchen mindestens ein Elternteil an einer schweren Persönlichkeitsstörung oder an einer endogenen Psychose leidet. Das Projekt gilt als ein interdisziplinäres und interinstitutionelles Kooperationsmodell. Mit Hilfe dieses Konzeptes soll der gegenseitigen Ausgrenzung von Kinder- und Jugendhilfe und Erwachsenenpsychiatrie entgegengewirkt werden. Dadurch eröffnet es Zugang zu einem ganzheitlichen Verständnis über das familiäre System von psychisch kranken Betroffenen (Hipp & Staets, 2006). KIPKEL bietet unter anderem Einzel- und Gruppenanbote für Kinder, offene Sprechstunden für Kinder, Elternsprechstunden, Familiengespräche und die Suche nach einer Vertrauensperson, an (Schone & Wagenblass, 2010).

CHIMPSs-Beratungsansatz

Der CHIMPs (children of mentally ill partens) – Ansatz umfasst einen mehrgenerationalen Blickwinkel und verfolgt einen psychodynamisch orientierten Familienberatungsansatz. Ursprung dieses Konzepts liegt auf Forschungsbefunden, Bedarfsanalysen und einem Theorieansatz. Diese haben aufgezeigt, dass der Umgang mit einer psychischen Störung innerhalb des familiären Systems sowie dessen Beziehungen untereinander einen starken Einfluss auf die Entwicklung des Kindes haben kann. Es verfolgt die Frühintervention für betroffene Kinder, hat aber auch einen präventiven Ansatz. Die Zielgruppe umfasst Kinder ab drei Jahren bis hin zu Jugendlichen im jungen Erwachsenenalter und wurde für alle psychischen Störungen konzipiert. Die Leitung erfolgt durch zwei ausgebildete Psychotherapeuten (Wiegand-Grefe, Halverscheid, & Plass, 2011). Die Ziele der Interventionen berücksichtigen vor allem die kindliche Lebensqualität sowie dessen psychische Gesundheit. Diese soll durch die Arbeit an der Krankheitsbewältigung innerhalb der Familie unter Berücksichtigung der familiären Beziehungen und der Dynamik erarbeitet werden. Das Angebotsspektrum umfasst die Kommunikation in der Familie, Rollenverteilungen, altersgerechte Aufklärung über die elterliche Erkrankung und die Folgen, die Emotionalität sowie die Aufgabenerfüllung (Wiegand-Grefe, 2014).

Augsburger Kindersprechstunde[35]

Die Augsburger Kindersprechstunde stellt eine frühzeitige Präventionsarbeit für Kinder psychisch kranker Patienten am Bezirksklinikum (BKH) in Augsburg dar. Durch die Zusammenarbeit zwischen dem BKH und der dortigen Jugendhilfe soll eine Hilfestellung für die betroffenen Kinder ermöglicht werden. Das Angebot richtet sich an Kinder und Jugendliche, die behandelten Eltern am Bezirkskrankenhaus und die Angehörigen bzw. Bezugspersonen von diesen. Die Kindersprechstunde bietet den Betroffenen eine altersgerechte Aufklärung der Kinder über die psychische Störung, kinderpsychologische Diagnostik, Beratung und Gesprächsangebote für Kinder, Eltern und Angehörige, Vermittlung von Hilfe, Gespräche mit Kindergärten und Schulen, Unterstützung und Hilfestellung in Krisen sowie Familiengespräche und Gruppenangebote für die Kinder (Koller, 2016). Die Leitung des Projektes erfolgt durch eine Psychologin der Jugendhilfe und einer Sozialpädagogin am Bezirksklinikum in Augsburg (Reicher, 2016).

Mutter-Kind-Behandlung

Die Mutter-Kind-Behandlung findet sich innerhalb einer psychiatrischen Facheinheit als Behandlungsangebot ein. Dabei erfolgt eine gemeinsame, psychiatrische stationäre Aufnahme von Mutter und ihrem Säugling oder Kleinkind (seltener Kinder im Schulalter). Aufgrund der gesteigerten psychischen Vulnerabilität bezüglich der Frau während der Mutterschaft an einer psychischen Störung zu erkranken, wurde dieses Behandlungssetting vereinzelt in psychiatrische Einrichtungen aufgenommen. Durch die gemeinsame Aufnahme von Mutter und Kind soll die Trennung und der damit verbundene Beziehungsabbruch für die Kinder vermieden werden (Lenz, 2005). Vor allem eine Trennung in der Akutphase des erkrankten Elternteils stellt oftmals für die

---

[35] Literaturhinweis: Thiergärtner, R. (2015): *„Eltern in der Psychiatrie – und ihre Kinder? Kindersprechstunde: Präventionsangebot für Kinder psychisch kranker Eltern."* Bezirksklinikum Schwaben (Hrsg.). Augsburg: Wißner-Verlag.

Kinder ein traumatisches Erlebnis dar und verschlimmert bereits vorhandene Verlustängste[36].

Zwar wird eine Geburt in der Gesellschaft als ein besonders glückliches und schönes Erlebnis angesehen, kann aber für die Mütter Gefühle der Schwermut, Traurigkeit, Hoffnungslosigkeit, Verzweiflung oder Hilflosigkeit aufgrund einer falschen Erwartungshaltung mit sich bringen. Daher entwickeln einige Mütter nach der Geburt ihres Kindes stark ausgeprägte psychische Störungen (z. B. Psychose, Depression, Baby-Blues) (Keller et al., 1986 zitiert nach Lenz, 2005).

Bei der Mutter-Kind-Behandlung soll die Beziehung zwischen der erkrankten Mutter und ihrem Säugling gestärkt, die kindliche Entwicklung stabilisiert und präventive Maßnahmen für das Kind eruiert werden. Die Kinder haben dabei den Status als Begleitperson oder Gast auf der Station. Sie sollen zwar in das Blickfeld der psychiatrischen Versorgung als Angehörige gerückt werden, allerdings zielt die Therapie fast ausschließlich auf die psychisch erkrankte Mutter ab. Die Mutter hat während des Aufenthalts das Sorgerecht und somit auch die Verantwortung über das Kind. Da die Finanzierung der Mitaufnahme des Kindes auf einer Erwachsenenpsychiatrie nicht von der Krankenkasse übernommen wird, muss die Betroffene ihr Kind selbst ausstatten und versorgen (Lenz, 2005).

Bei diesem Behandlungssetting soll das Mutter-Kind-System entlastet werden, so dass die Mutter-Kind-Bindung gestärkt werden kann. Zudem fördert laut Lenz (2005) die Anwesenheit der Kinder die mütterliche Auseinandersetzung mit der geschlechtsrollenspezifischen Thematik und die elterliche Verantwortung über ihre Kinder. Innerhalb des psychiatrischen Settings würden die Ressourcen der Mutter dadurch erheblich gefördert werden und ermöglichen damit einen adäquaten Alltagsbezug.

Beispielhaft für die Mutter-Kind-Behandlung steht das Heppenheimer Modell. Seit März 2003 umfasst dieses Projekt elf Betten auf einer eigenständigen Mutter-Kind-Station. Die Therapie innerhalb des Heppenheimer Modells arbeitet auf zwei Ebenen. Einerseits geht es um die repräsentationale Ebene, diese beinhaltet das Selbstbild der Mutter und das Bild, welches diese von ihrem Kind hat. Innerhalb dieser Ebene werden psychotherapeutische Einzelgespräche, mit Anwesenheit des Kindes oder in der

---

[36] Vgl. Kapitel 5.4

Gruppen angeboten. Andererseits geht es in der zweiten Ebene um den interaktionellen Aspekt. Dieser beinhaltet das konkrete Zusammensein von Mutter und Kind. Die Mutter soll unter anderem pädagogische Umgangsregeln erlernen und erhält Anleitungen im Umgang mit Problemsituationen. Bei den Gesprächen findet eine teilnehmende und videogestützte Beobachtung statt. Im Behandlungsverlauf werden diese Aufnahmen gemeinsam mit Mutter und Kind betrachtet und beurteilt. Innerhalb der Mutter-Kind-Station ist es das Hauptziel, die Veränderung der eigenen Haltung zur Diagnose und den daraus resultierenden Folgen für die Mutter und ihr direktes Umfeld, wodurch auch ihr Kind in Mitleidenschaft gezogen werden kann, zu erreichen. Es soll die Kommunikation zwischen Mutter und Kind normalisiert und dadurch die kindliche Entwicklung gefördert werden. Die Mutter soll die inneren Vorgänge des Kindes verstehen und ihr mütterliches Selbstbewusstsein aufbauen, so dass die mütterliche Rolle kompetent und sicher ausgeführt werden kann (Hartmann, 2014).

Mögliche pflegerische Aspekte der Projekte

Einige Projekte finden bereits im psychiatrischen Setting statt und schneiden somit das Fachgebiet der pflegerischen Versorgung an. Allerdings beschränkt sich die Zuständigkeit innerhalb der aktuellen Projektangebote oftmals auf Sozialpädagogen/innen oder Psychologen/innen. Jedoch ist gerade bei dem Grundgedanken von FIPS festzustellen, dass dieses auf eine Verbesserung der Alltagssituation zwischen dem erkrankten Elternteil und dem Kind abzielt. Gerade im psychiatrischen Setting sollte auch die Pflegefachperson eine Rolle bei diesen Projekten spielen. Der Fachbereich Pflege erlebt durch die ständige Anwesenheit auf der Station die Patienten in alltagsähnlichen Situationen. Sie bekommt einen Einblick in die persönlichen Bedürfnisse und Wünsche und ist anwesend, wenn der/die Betroffene Besuche von den Kindern auf der Station empfängt. Durch diese Nähe am Stationsgeschehen erhält die Pflege einen sehr individuellen, persönlichen Eindruck vom Patienten und hat dadurch die Möglichkeit durch das Bezugspflegesystem von Aufnahmesituation an eine gute professionelle Beziehung zum/zur Betroffenen aufbauen zu können. Aktuell ist nicht bekannt, ob der Fachbereich Pflege für diese Projekte eine aussagekräftige Rolle spielt, oder in wie weit die Beobachtungen und

Aussagen der Pflegekraft über die Patienten und dessen sozialem Umfeld innerhalb der Projekten gewichtet werden kann. Fakt ist jedoch, dass diese individuellen Beobachtungen und Gesprächen durch die Pflege oftmals eine Ermittlung des elterlichen oder kindlichen Hilfebedarfs vorweg genommen werden könnte und somit die Angebote von diesen Projekten beispielsweise vorstrukturiert werden könnten. Auch im Rahmen der Mutter-Kind-Station ist die Rolle der Pflegefachkraft nicht näher beschrieben. Zwar handelt es sich dabei eher um Säuglinge oder kleine Kinder, allerdings ist gerade hier die Pflege weitaus mehr involviert als andere Fachbereiche. Zum einen durch die ständige Anwesenheit und zum anderen durch das System der Bezugspflege. Die Pflegekraft erlebt die Patienten direkt im Kontakt mit dem Kind, könnte daher eine sofortige Hilfestellung bei elterlichen Defiziten, aber eine umgehende Förderung für gezeigte elterliche Kompetenzen ausdrücken. Mit Hilfe von NANDA, NIC und NOC könnte die Umsetzung der elterlichen Fürsorge eingeschätzt und gegebenenfalls als Pflegeproblem aufgefasst, behandelt und innerhalb der Projekte im psychiatrischen Setting genutzt werden.

Grenzen der derzeitigen Unterstützungsangebote

Festzustellen ist, dass fast alle Projekte eine Altersbeschränkung der Kinder aufweisen, entweder nur Säuglinge und Kleinkinder oder Kleinkinder bis ältere Kinder. Es gibt kaum ein Konzept, welches alle Altersgruppen abdeckt. Die Kinder müssten demnach abhängig von ihrem Alter die einzelnen Projekte durchlaufen, um stets Unterstützung zu erhalten.

Zudem sind die Projekte teilweise an eine Krankheit gebunden. Je nachdem welche Krankheit (Depression, Sucht, Persönlichkeitsstörung, Psychose) beim Elternteil diagnostiziert wurde, kann das Kind am entsprechenden Projekt teilnehmen.

Außerdem ist zu erwähnen, dass die meisten Projekte erst außerhalb der akutpsychiatrischen Versorgung ansetzen. Jedoch stellt sich hier die Frage, ob nicht bereits innerhalb des akutpsychiatrischen Settings ein Kontaktaufbau zum Kind ermöglicht werden könnte.

Des Weiteren kann festgestellt werden, dass in den bekannten Projekten nur Sozialpädagogen/innen oder Therapeut/innen die jeweiligen Ansprechpartner für die Projektdurchführung sind. Bis zum derzeitigen Stand ist kein Projekt bekannt, abgesehen von der Leitung der hausinternen Angehörigengruppen, bei welchem die Pflegekraft als zuständige Fachperson vermerkt oder umfassend eingebunden ist. Allerdings ist besonders die Pflege 24 Stunden täglich am Patienten, hat Kontakt zu den Angehörigen (auch zu den Kindern) und hat Zugang zu den individuellen Bedürfnissen, Problemen, Alltagsstrukturen und Wünschen des/der Patienten/in.

Es ergibt sich aus diesen Grenzen der aktuellen Unterstützungsangebote das Erfordernis, den Kindern bereits während des elterlichen akutpsychiatrischen Aufenthalts eine Kontaktmöglichkeit anzubieten. Dies könnte von pflegerischer Seite geleitet bzw. mitbestimmt werden.

Allerdings gibt es neben den Grenzen der aktuellen Projekte für Kinder psychisch Kranker auch Probleme in der Zusammenarbeit von Jugendhilfe, Erwachsenen-, Kinder- und Jugendpsychiatrie. Im nächsten Kapitel soll diese Thematik ausgeführt werden.

7. Das Problem der Zusammenarbeit: Jugendhilfe, Erwachsenen-, Kinder- und Jugendpsychiatrie

Oftmals gestaltet sich die Kooperation zwischen diesen drei Fachbereichen als schwierig. Die Beziehungen untereinander gelten in vielen Fällen als angespannt. Grund hierfür ist, dass Jugendamtsmitarbeiter/innen oftmals nicht ausreichend von den Krankenhausmitarbeiter/innen (besonders seitens der Ärzte) bezüglich ihrer Fachkompetenz Akzeptanz erfahren. Es gibt Berichte darüber, dass das therapeutische Klinikpersonal Lösungsempfehlungen oder Einschätzung von Sozialarbeitern in Frage stellten oder einfach ignorierten. Aufgrund solcher negativen Erfahrungen ist die Haltung des Jugendamtes gegenüber der Psychiatrie eher negativ eingestellt. Dadurch entwickeln sich unausgesprochene Spannungen zwischen den Parteien, so dass einer adäquaten Zusammenarbeit nicht nachgekommen werden kann (Lenz, 2005).

Erwachsenenpsychiatrie vs. Jugendamt

Beide Einrichtungen verfolgen in ihrer Arbeit unterschiedliche Zuständigkeiten und Aufträge. Die Psychiatrie mit dem Fachbereich der Pflege hat in diesem Kontext den Fokus auf die Behandlung des psychisch kranken Elternteils. Das Jugendamt hingegen kümmert sich um das Wohl des betroffenen Kindes der Familie. Die einzelnen Systeme unterscheiden sich nicht nur durch die Ausrichtung auf das Klientels, sondern haben auch unterschiedliche professionelle Erfahrungshorizonte und Denkmuster. Das bedeutet, sie arbeiten mit verschiedenen Handlungslogiken. Die Jugendhilfe verfolgt einen sozialpädagogischen Handlungsmodus, die Erwachsenenpsychiatrie richtet sich nach dem medizinischen, psychiatrisch-psychologischen Ansatz (Lenz, 2005).

Die Erwachsenenpsychiatrie kritisiert bei der Arbeit des Jugendamtes, dass dieses die Erziehungsfähigkeit des betroffenen psychisch kranken Elternteils zu frühzeitig absprechen und die Jugendhilfemitarbeiter/innen nur ein mangelndes psychopathologisches Wissen aufweisen. Außerdem herrscht bei der Diagnose über das Kindeswohl nur eine eindimensionale Denkweise bei den Jugendamtsmitarbeitern (Lenz, 2005). Im Gegensatz dazu geht das Jugendamt davon aus, dass sich die

Psychiatrie und auch der Fachbereich Pflege zu stark am Wohlbefinden der Patienten, also dem psychisch erkrankten Elternteil, orientieren würden. Die Einrichtung würde die enormen Belastungen der Kinder aufgrund des Zusammenlebens mit einem psychisch Kranken nur bagatellisieren und den Nachwuchs für den Genesungsprozess der Eltern benutzen. Zudem hat das Jugendamt die Ansicht, dass die Erwachsenenpsychiatrie die Familie und besonders die Kinder zu wenig in die Behandlung mit eingliedert (Lenz, 2005).

Allerdings steht fest, dass das Psychiatriepersonal nur wenig Einblick in die Arbeit, die Zuständigkeiten und die Handlungskonzepte des Jugendamts hat. Die Jugendhilfe wird von Krankenhausmitarbeitern eher als *„Eingriffsinstanz"* wahrgenommen und sei für die Inobhutnahme außerhalb des familiären Systems verantwortlich. Nur wenige haben Kenntnis darüber, dass das Jugendamt verpflichtet ist, die Eltern bei der Erziehung zu unterstützen und dies nach § 28 - 41 SGB VIII gesetzlich verankert ist [37] (Lenz, 2005, S. 196; Kölch & Schmid, 2008).

Aspekte der Kinder- und Jugendpsychiatrie

Laut Schätzungen soll die Hälfte der Kinder, welche innerhalb eines kinder- und jugendpsychiatrischen Settings behandelt werden, mindestens ein psychisch krankes Elternteil besitzen (Remschmidt & Mattejat, 1994; Sommer, Zoller, & Felder, 2001). Diese stellen daher eine besondere Risikogruppe und sind folglich ein bedeutendes Problem für die Kinder- und Jugendpsychiatrie. Zwar gibt es eine Vielzahl von bereits vorhandenen niederschwelligen Hilfs- und Unterstützungsangeboten (Patenschaften, Angehörigengruppen, Mutter-Kind-Station, Leistungen nach SGB VIII), allerdings nimmt nur ein geringer Anteil der betroffenen Familien dieses Angebotsspektrum wahr (Kölch & Schmid, 2008). Im Fokus der Kinder- und Jugendpsychiatrie steht das Kind. Innerhalb des diagnostischen und therapeutischen Settings wird dieses im Rahmen des familiären Systems gesehen. Der kinder- und jugendpsychiatrische Behandlungsansatz geht davon aus, dass entwicklungspsychologische Aspekte (exemplarisch sichere/unsichere Bindungserfahrungen) ursächlich für spätere Psychopathologien sind.

---

[37] Vgl. Kapitel 3.2

Auch das familiäre Klima sowie dessen Kommunikationsstrukturen können psychiatrische Störungen im Kindesalter verursachen oder auch verhindern. Daher ist die Miteinbeziehung der Familie innerhalb der Kinder- und Jugendpsychiatrie omnipräsent, beispielweise werden elterliche Erkrankungen sowie familiäre Besonderheiten (wie eine gestörte Interaktion) in die kindliche Diagnose mit aufgenommen (Kölch & Schmid, 2014). Laut einer Untersuchung von Kölch, Schielke, Becker, Fegert & Schmid (2008) konnte im Vergleich zur Normalpopulation festgestellt werden, dass die Kinder von psychisch kranken Eltern bis zu fünfmal häufiger klinische Auffälligkeiten aufweisen. Zudem empfand der größte Teil der befragten psychisch kranken Eltern die eigene Behandlung als eine Belastung für ihre Kinder. Des Weiteren konnte aufgezeigt werden, dass die betroffenen Eltern nur teilweise kinder- und jugendpsychiatrische Hilfe in Anspruch nahmen, trotz einer bekannten Auffälligkeit. Laut Kölch & Schmid (2014) ist eine interdisziplinäre Zusammenarbeit zwischen Jugendhilfe, Erwachsenen-, Kinder- und Jugendpsychiatrie kaum möglich. Der Grund hierfür sei, die kurze Verweildauer der Kinder als auch der psychisch kranken Eltern. Die durchschnittliche Aufenthaltsdauer in einer kinder- und jugendpsychiatrischen Einrichtung umfasst ca. 40 Tage. Bei der Erwachsenenpsychiatrie im Allgemeinen liegt diese bei knapp 20 Tagen. In diesem kurzen Zeitraum stellt es sich als besonders schwierig dar, bezüglich aller drei Instanzen eine gemeinsame Perspektive zu entwickeln und passende Maßnahmen durchzuführen. Immerhin benötigt es dafür mehrere Gespräche, eine Aufgabeneinteilung und eine Zielsetzung, wobei jede Einrichtung eine andere Behandlungspriorität hat. Zwar ist in der Kinder- und Jugendpsychiatrie die Zusammenarbeit mit der Jugendhilfe im Rahmen der familienorientierten Arbeit üblich, dennoch stellt die Problematik bezüglich der Ängste der psychisch erkrankten Eltern vor der Inanspruchnahme der Angebote der Jugendhilfe, eine große Hürde dar. Das Dilemma, den betroffenen Elternteil zu einem Hilfsangebot vom Jugendamt zu bewegen, löst oftmals bei diesen die Gefahr des Kontaktverlustes aus. Verliert man daher den Kontakt zu den Eltern, so wird es schwer eine vertrauensvolle Basis und eine akzeptierende Haltung der Eltern gegenüber der jugendamtlichen Hilfsangebote zu entwickeln. Das Jugendamt hat den Auftrag das Kindeswohl zu gewährleisten, wodurch ein Kontaktabbruch zu den Eltern der betroffenen Kinder oftmals die Frage nach dem Kinderschutz unbeantwortet lässt und somit eine Meldung gegen den elterlichen Willen die Folge ist. Auch der finanzielle Aspekt hemmt die Kooperation zwischen den einzelnen Fachbereichen. Die

Vernetzungsarbeit wird weder nach dem SGB V noch nach dem SGB VIII finanziert. Demnach gibt es in diesen zuständigen Gesetzbüchern keine adäquate Voraussetzung für eine Kooperation zwischen den Systemen. Folglich auch kein Konzept, wie die Zusammenarbeit finanziert werden kann. Daher bleiben die Kooperationen den Mitarbeitern überlassen, welche aus eigener Motivation eine Zusammenarbeit anstreben, wodurch diese auch wieder abgebrochen werden kann, wenn die Motivation sinkt. In diesem Kontext muss auf freiwillige Hilfsangeboten zurückgegriffen werden, welche zwar gute Ansätze liefern, allerdings als höchst fragil gelten, da sie keiner gesetzlichen Grundlagen entsprechen und nicht finanziell unterstützt werden. Die Kinder von psychisch Kranken zählen zwar als eine stark belastete Risikogruppe, allerdings kann deren Versorgung durch die einzelnen Institutionen aufgrund der ungeklärten Finanzierungslage nur mit begrenzten Mitteln gewährleistet werden (Kölch & Schmid, 2014).

Kooperationsanforderungen

Eine Möglichkeit der stringenten Zielerreichung, wäre die Einführung von kollegialen Fortbildungen (Lenz, 2005). Die Inhalte gemeinsamer Fort- und Weiterbildungen könnten zum einen für Jugendamtsmitarbeiter/innen einen Überblick über psychiatrischen Krankheitsbilder darstellen und für die Psychiatriemitarbeiter/innen einen Einblick zu möglichen familiären Hilfsprozessen und der Einschätzung einer Kindeswohlgefährdung sein. Zum anderen sollten die jeweiligen Handlungsmodi der unterschiedlichen Einrichtungen den anderen Instanzen nahegebracht werden. Es sollten die rechtlichen, fachlichen und administrativen Handlungsmuster der einzelnen Systeme aufgezeigt werden. Durch einen Einblick in die Arbeit der anderen Institutionen kann ein Verständnis über die unterschiedliche Sichtweise vermittelt werden, daher könnten im Verlauf auch gemeinsame Perspektiven festgehalten und gemeinsame Projekte eruiert werden. So könnten umfassende und individuelle Hilfsangebote für Kinder von psychisch Kranken entwickeln werden (Schone & Wagenblass, 2010).

Besonders wichtig ist dabei die Herstellung von persönlichen Kontakten innerhalb der einzelnen Systeme. Somit könnten unausgesprochene Spannungen und Vorurteile ab-

und ein professionelles Arbeitsverhältnis aufgebaut werden (Schone & Wagenblass, 2010). Um eine Kooperation zu ermöglichen, muss ein Aufbau einer vertrauensvollen Beziehung mit gegenseitiger Akzeptanz stattfinden. Die einzelnen Einrichtungen müssen offen gegenüber der anderen sein, damit die verschiedenen Erklärungs- und Denkmuster, ihre Aufgabenbereiche sowie die internen Aufbau- und Organisationsstrukturen einander aufgezeigt werden können (Lenz, 2005).

Einerseits benötigt die Jugendhilfe den Zugang zum Erwerb von psychiatrischen Kompetenzen, um die Hilfeleistungen für Kinder von psychisch kranken Eltern adäquat bei der Realisierung von Unterstützungsangeboten (für die Erziehung) ermöglichen zu können. Andererseits müssen die Psychiatrie und das dortige Pflegepersonal einen geschärften Blick für die Kinder ihrer psychisch kranken Patienten entwickeln. Der Fokus der Angehörigenarbeit darf sich nicht ausschließlich auf die Erwachsenen richten, sondern muss auch die Kinder mit einbeziehen. Um dies zu gewährleisten, muss die individuelle Situation der Kinder und ihrer Eltern für die psychiatrischen Mitarbeitern aufgezeigt und verdeutlicht werden, damit durch frühzeitige Interventionsmöglichkeiten, der Eingriff des Jugendamtes nicht erst dann erfolgen muss, wenn das Kind in Obhut genommen werden muss (Schone & Wagenblass, 2010). Zudem ist die Kooperation zwischen den Leistungen des SGB V und dem SGB VIII unabdingbar, um die Kinder von psychisch kranken Eltern adäquat versorgen zu können. Es bedarf an einer systemischen Implementierung von Weiterbildungsangeboten bezüglich aller beteiligten Institutionen (Erwachsenen-, Kinder- und Jugendpsychiatrie und Jugendhilfe). Mit Hilfe dieser Angebote kann zukünftig eine Regelfinanzierung der wichtigsten Aspekte gelingen (Kölch & Schmid, 2014).

Dieser rechtzeitige Eingriff in die Problematik von Kindern psychisch kranker Patienten könnte durch ein Projekt seitens der psychiatrischen Pflege zum Kontakterhalt während des Aufenthalts des erkrankten Elternteils erfolgen. Nun soll das Projekt „*Wurzeln & Flügel*" vorgestellt werden.

8.   Projektentwicklung: *Wurzeln & Flügel – Pflegerische*

Primärprävention bei Kindern psychisch Kranker

8.1   Grundgedanke des Konzepts

Es gibt bereits einige Projekt (KANU, FIPS oder auch Mutter-Kind-Behandlung) für die Kinder von psychisch kranken Eltern. Allerdings sind diese teilweise alters- oder krankheitsabhängig und setzen für eine Primärprävention teilweise zu spät an. Um diesen Defiziten entgegenzuwirken wurde dieses Konzept entwickelt.

Bei der Erstanamnese zwischen Patient/in und Pflegekraft wird festgestellt, dass mindestens ein Kind im Haushalt lebt (Schmutz, 2010). Der Aufnahmebogen in der Erwachsenenpsychiatrie sollte nach Schmutz (2010, S. 95) mit den folgenden Fragen bezüglich der Kinder des/der Patienten/in ergänzt werden:

- *Haben Sie Kinder?*
- *Wie alt sind Ihre Kinder?*
- *Wie sind Ihre Kinder während des Klinikaufenthalts versorgt?*
- *Wer kann sich um die Kinder kümmern?*
- *Machen Sie sich aktuell Sorgen um Ihre Kinder? Wenn ja, was macht Ihnen Sorge?*
- *Wer ist die Kontaktperson in der Familie?*

Da die Einweisung in eine psychiatrische Akutstation oftmals durch eine akute Verschlechterung des psychischen Zustandes der/des betroffenen Mutter/Vater ausgelöst wird, sollte zunächst gewartet werden, bis der psychische Zustandes des Patienten soweit stabil ist, dass keine akute Selbst- oder Fremdgefährdung mehr vorhanden ist. Das bedeutet, der psychische Zustand des Patienten ist stabil, aber der/die Betroffene muss noch eine angemessene Zeit zur vollständigen Stabilisierung auf der Station verweilen. An dieser Stelle könnte die Implementierung der Kinder der psychisch kranken Patienten auf der psychiatrischen Akutstation erfolgen.

Übernahme durch die Pflegekraft

Nun stellt sich die Frage, warum diese Miteingliederung bzw. Begleitung der Kinder speziell durch eine Pflegekraft erfolgen soll. Im Verlauf dieser Arbeit wurde mehrfach erwähnt, dass der Fachbereich Pflege 24 Stunden täglich am Patienten ist und diesen auf der Station in diversen alltagsähnlichen Situationen antrifft. Es sollte eine professionelle Beziehung zwischen Pflegekraft und dem/der Patient/in während des Aufenthalts entwickelt werden, um der Pflegekraft die Möglichkeit zu geben, das familiäre und soziale Umfeld durch regelmäßige Besuche oder Gespräche mit dem/der jeweiligen Patienten/in kennen zu lernen. Daher hat die kompetente Pflegekraft einen besonders guten Beziehungsaufbau und umfassende Kenntnisse zum Alltagsverhalten in relevanten Situationen auf der Station (Hygiene, Essgewohnheiten, familienrelevante Aspekte/Probleme, soziales Umfeld, Besuche auf Station).

Auch laut Lenz (2005) entwickeln gerade die Kinder von psychisch Kranken während des Besuchs auf einer psychiatrischen Einheit einen besonderen Zugang zu dem Pflegepersonal. Da vor allem der Fachbereich Pflege stets auf der Station anwesend ist, stellt sie für die Kindern der Patienten oftmals eine Vertrauensperson dar. Sie gibt den Kindern Trost, erkundigt sich nach ihrem Befinden und informiert sie über den aktuellen Zustand des erkrankten Elternteils. Derzeit ist der Kontakt zum Nachwuchs allerdings eher spontan. Da jedoch die Voraussetzungen günstig sind, sollte hier die kompetente Pflegekraft ansetzen.

8.2   Ziele des Projektes

Das Hauptziel dieses Projektes ist der Kontaktaufbau bzw. –erhalt zwischen dem kranken Elternteil und dem Kind. Die Kinder werden oftmals abgeschirmt von ihrer/m psychisch kranken Mutter/Vater, wenn diese/r auf einer psychiatrischen Akutstation behandelt wird. Meist findet in diesem Zeitraum nur wenig bis gar kein Kontakt zum Kind statt. Da die betroffenen Eltern, teilweise Wochen bis Monate auf dieser Station hospitalisiert sind, stellt der sehr eingeschränkte Informationsaustausch für die Kinder sowie für die Eltern eine nur schwer ertragbare Situation dar. Daher ist das Hauptziel zunächst der grundsätzliche Kontakterhalt zum erkrankten Elternteil während dieser auf einer Akutstation eingewiesen ist.

Die *Nebenziele* belaufen sich auf die Verbesserung der Beziehung zum psychiatrischen Versorgungssystem, beispielsweise die Reduzierung der kindlichen Angst vor der Psychiatrie und der dortig erfolgenden Behandlungen. Aber auch die Minderung von Gefühlen wie Schuld oder Scham. Die Kinder sollten durch eine altersgerechte Aufklärung lernen, dass sie nicht die Ursache für die elterliche Erkrankung sind (Wunderer, 2014).

Auch sollte einerseits das Selbstwertgefühl der Kinder gestärkt werden, um durch ein gezieltes Thematisieren von persönlichen Fähigkeiten und Begabungen (beispielsweise durch das Vorführen von Fertigkeiten oder Hobbys im Kontakt zur Mutter/Vater) die Resilienz zu verbessern (Lenz, 2014a). Andererseits muss auch die elterliche Erziehungskompetenz gesteigert werden. Die elterliche Sicherheit im Kontakt zum Kind und die Sensibilisierung für die kindlichen Bedürfnisse und Verhaltensweisen soll vermittelt werden. Zudem sollen eine Stärkung der elterlichen Rollen erlangt werden (Reinisch & Schmuhl, 2012). Es sollte explizit die Wiederherstellung, Aufrechterhaltung und Verbesserung der Elternkompetenz während des psychiatrischen Aufenthaltes zielgerichtet thematisiert werden.

8.3 Voraussetzungen für das Konzept

Rahmenbedingungen

Neben dem notwendigen kompetenten Fachpersonal muss die Station eine kindgerechte ausgestattete Räumlichkeit bereitstellen, in der das Kind sein erkranktes Elternteil besuchen darf. Das bedeutete, dass die Facheinheit ein Familien- bzw. Kinderzimmer benötigt. Zudem sollte es Spielmöglichkeiten für die Kinder geschaffen und beispielsweise eine Spielecke und diverse Spielmaterialien zur Verfügung gestellt werden. Damit die psychisch kranken Eltern auch mit ihren Kindern innerhalb des

Krankenhausgeländes spielen können, wäre ein Spielplatz auf dem Gelände optimal (Lenz, 2005).

Zuständigkeiten/Verantwortlichkeiten auf der Station

Führungsebene:

Grundsätzlich ist festzuhalten, dass ein solches Projekt nur angewendet und eingeführt werden kann, wenn seitens der Betriebsführung und der Pflegedienstleitung eine schriftliche Projektzustimmung erfolgt ist.

Auch ist es signifikant von der Führungsposition Unterstützung für das Projekt zu erhalten. Da dieses von einer oder mehreren Pflegekräften auf der Station angeboten und durchgeführt werden soll, muss von der zuständigen Führungskraft das Einverständnis eingeholt werden, dieses auch innerhalb der Arbeitszeit ausführen zu dürfen. Das bedeutet, dass die zuständige Pflegekraft an den Tagen an denen das Projekt durchgeführt werden soll, eine Freistellung vom Stationsalltag erhält. Dadurch kann sich diese Person nur um den Patienten und dessen Kind kümmern, ohne von anderen stationsalltäglichen Dingen gestört zu werden.

Interdisziplinäres Team:

Innerhalb des Pflegeteams muss es mindestens eine/n feste/n Ansprechpartner/in für die Projektorganisation geben. Diese/r ist zuständig für die Projektdurchführung und -evaluation.

Unumgänglich ist auch die Offenheit bzw. Unterstützung des Projektes seitens des Teams. Es sollte eine Ersatzperson gefunden werden, welche im Falle z. B. einer Erkrankung, den/die Ansprechpartner/in vertreten kann. Außerdem sollten Feedbackgespräche, sowie Ideen und Vorschläge bezüglich der Projektarbeit erfolgen. So kann dieses stetig verbessert und aktualisiert werden.

Grundsätzlich muss das ganze Team gegenüber den Themen „Elternschaft" und „Kinder psychisch Kranker" sensibilisiert werden. Besonders das Eigenerleben, die gesteigerte Vulnerabilität, die krankheitsbedingen Belastungen in sämtlichen Bereichen und die Alltagsgestaltung der Kinder sowie der Erziehungsauftrag einschließlich der Anforderungen der Elternschaft des Patienten muss für die Mitarbeiter/innen aufgezeigt werden. Nur wenn eine adäquate Aufklärung und Sensibilisierung des Teams stattfindet, ist dieses im Anschluss in der Lage, kompetent eine Hilfs- und Bedarfsplanung für die betroffenen Patienten und dessen Kinder zu entwickeln (Schmutz, 2010). Dies kann mit Vorträgen, Tagesfortbildungen, einer Intervision oder Supervision geschehen. Eine Möglichkeit wäre auch eine Schulung bezüglich Eltern-Baby/Kleinkind-Therapietechniken zu besuchen.

Themenschwerpunkte der Schulungen könnten sein: Grundbedürfnisse von Kindern, Einschätzung von Kindeswohlgefährdung, Familiendynamik, Auswirkungen auf das Kind, Resilienz und Schutzfaktoren (Kunz-Hassan, 2012).

Da die Entscheidung über eine ausreichende psychische Stabilität des/der Patient/in vom Team getroffen wird, liegt auch die Projektteilnahme in dessen Ermessen. Daher werden interdisziplinäre Teamsitzungen benötigt, in welchen überlegt und festgestellt werden soll, welche/r Patienten/in geeignet ist. Dies könnte ein zusätzlicher Punkt bei einer Morgenvisite sein. Dabei wären alle Beteiligten des interdisziplinären Teams (Arzt/Ärztin, Therapeut/in, Sozialpädagoge/in und Pflege) anwesend und es böte sich der Rahmen, um eine Entscheidung über den Zustand des/der Patienten/in zu treffen.

Die zuständige Pflegekraft:

Die projektleitende examinierte Pflegekraft muss neben der in der Ausbildung erworbenen Fach- (Qualifikation, umfassendes theoretisches Wissen zum Thema) Sozial- (z. B. kindgerechte und psychiatrie-relevante Kommunikation und Betreuung/Begleitung) und Methodenkompetenz (optimale Umsetzung des theoretischen Wissens in der Praxis in Kombination mit Sozialkompetenz) themenspezifische Kompetenzen nachweisen können.

Die/der Zuständige benötigt Qualifizierungen und Fortbildungen im Umgang mit den Kindern von psychisch kranken Patienten. Diese/r muss sich Wissen über die Wahrnehmungen, Belastungen und Erfahrungen des Nachwuchses aneignen. Er/Sie sollte sensibilisiert werden für die Frühwarnzeichen (beispielsweise Isolation, häufiges Weinen oder sozialer Rückzug) der Kinder (Lenz, 2005).

Zudem sollten die Mitarbeiter/innen speziell in der kindgerechten Gesprächsführung geschult werden, damit die Kinder im Kontakt nicht überfordert, aber ernst genommen werden und sich verstanden fühlen (Lenz, 2005). Beispielsweise ist es innerhalb der Kommunikation mit einem Kind unumgänglich, über das bestehende Machtgefälle Kenntnis zu haben. So kann es dem Kind im Kontakt zu einem Erwachsenen schwer fallen, falsche Schlussfolgerungen oder Annahmen richtig zu stellen (Delfos, 2015). Laut Delfos (2015) beinhaltet ein gutes Gespräch zwischen Kind und Erwachsener unter anderem, dass das Kind in der Lage ist, offen und ehrlich über die eigenen Gefühle und Meinungen sprechen zu können und diese nicht durch die Anwesenheit des Erwachsenen verändert oder eingeschränkt werden. Gerade Respekt sowie ein positives Machtverhältnis zwischen beiden Parteien soll eine angenehme Atmosphäre schaffen. Unter anderem durch das Einnehmen der gleichen Augenhöhe (sitzende Gesprächsposition), aktives Zuhören, Verwendungen von kindgerechten Beispielen, gerade bei Jüngeren: Spiele, welche mit einer gegenseitigen Interaktion einhergehen (gemeinsam ein Puzzle machen), Anwendung von unterschiedlichen individuell angepassten Fragetechniken (z.B. offene, geschlossene, rhetorische, suggestive sowie Warum-Fragen) und die Akzeptanz jeder kindlichen Antwort, kann eine kindgerechte Kommunikation statt finden. Oftmals wird von Erwachsenen die kindliche Fähigkeit unterschätzt, über emotionale oder schwierige Themen zu sprechen, obwohl an dieser Stelle zu erwähnen ist, dass Kinder über ein besseres Stressmanagement verfügen, als Erwachsene. Daher kann mit dem betroffenen Kind mit Hilfe von altersgerechten Gesprächstechniken und einer warmherzigen, aufrichtigen Haltung das Problem der psychischen Störung innerhalb der Familie besprochen werden (Delfos, 2015).

Optimal wäre zudem eine Hospitation in der Kinder- und Jugendpsychiatrie. Da diese einem eigenen Fachbereich mit anderen Zielsetzungen entspricht, als sie in der Erwachsenenpsychiatrie vorherrschen.

Auch muss sich die zuständige Pflegekraft ein Rollenverständnis nach Peplau in Kombination mit der Einteilung von Reiter-Theil, Eich & Reiter aneignen[38], um

---

[38] Vgl. Kapitel 5.5

situationsangemessen reagieren und innerhalb des Settings ressourcenorientiert moderieren zu können.

Um die Stärkung der Elternkompetenz zu erreichen, gibt es sogenannte „STEP Elternkurse[39]", diese sind speziell für die Arbeit mit Eltern entwickelt worden. Dieses Konzept zeigt anhand praktischer Beispiele auf, wie mit Eltern gearbeitet werden kann und diese in ihrer Erziehung mit allen Anforderungen adäquat zu fördern. Es wäre wünschenswert, diese STEP-Weiterbildung zu absolvieren, um optimal und professionell mit den Eltern arbeiten zu können.

Der/Die Patient/in:

Seitens des/der Patienten/in steht ein psychisch stabiler Zustand an oberster Stelle. Dieser soll durch Gespräche mit der Bezugspflegekraft und der Projektleitung beschrieben werden. Die endgültige Beurteilung der Eignung eines/r Patient/in für das Projekt wird innerhalb des Teams getroffen.

Fällt die Entscheidung auf eine/n mögliche/n Projektkandidaten/in, so ist die Aufklärung des Patienten sowie dessen Einwilligung unumgänglich. Der/Die Patient/in soll über die möglichen Projektangebote sowie die Ziele des Projektes aufgeklärt werden, damit sich diese/r mit Hilfe der Informationen frei zur Teilnahme entscheiden kann.

Abschließend muss der/die Projektkandidat/in eine schriftliche Projektaufklärung[40] unterzeichnen. Dabei sollen alle projektrelevanten Angebote vorgestellt werden, so dass sich die Patienten gut informiert fühlen und gegebenenfalls das Projekt wahrnehmen können.

---

[39] Weitere Informationen siehe Anhang 2
[40] Projektaufklärung siehe Anhang 1

8.4   Entwicklung stationärer Angebote für Kind und Eltern

Angebot 1: Patient-Kind-Treffen auf der Station

Das Hauptangebot stellt das Patient-Kind-Treffen im gesicherten Rahmen mit einer kompetenten Pflegekraft dar. Das heißt, das Kind kann das erkrankte Elternteil während des Aufenthalts auf einer psychiatrischen Akutstation besuchen. Je nachdem wie es die Situation zulässt, fungiert die projektdurchführende und fachkompetente Pflegefachkraft entweder als stiller Beobachter, welche nur im absoluten Notfall (beispielsweise eine raptusartige Verschlechterung des psychischen Zustandes) eingreift, aber ansonsten im Abseits der Interaktion zwischen Mutter/Vater und dem Kind steht. Oder die Pflegeperson wird vom Patienten im Vorfeld gebeten, ihm/ihr im Kontakt zum Kind unterstützend beizustehen (beispielweise Anleitung in der kindgerechten Kommunikation). Infolgedessen ist die Pflegekraft mit im Geschehen und reagiert situationsangepasst als Hilfestellung für Patienten im Kontakt zum Kind. Auch kann es sein, dass vor einem Treffen kein klarer Wunsch zu Unterstützung vom Patienten ausgesprochen wird, die Pflegeperson jedoch während der familiären Interaktion feststellt, dass sich das Kind, der Erwachsene oder beide unwohl fühlen, überfordert oder keinen Zugang zueinander finden. Dann liegt es an der Kompetenz der Pflege in diesem Moment die Führung zu übernehmen und einen anleitenden Gesprächsanstoß zu unternehmen. Immerhin ist das Wohlbefinden beider Parteien die Grundlage eines positiven Besuchsverlaufs. Aufgabe der Pflege ist, die richtigen Schlussfolgerungen aus den gemachten Beobachtungen am Patienten sowie am Kind zu ziehen, um situationsabhängig und adäquat reagieren zu können.

Diese Treffen laufen vollkommen zwanglos ab. Das Elternteil könnte mit dem Kind ein altersgerechtes Spiel spielen oder es bei den Hausaufgaben unterstützen. Je nachdem in welchem Maß beide Parteien dazu bereit sind bzw. sich bereit fühlen mit der anderen zu agieren. Sind die Eltern aktuell nicht in der Lage auf das Kind einzugehen, so könnte die Pflegekraft bei einem Gesellschaftsspiel den/die Patient/in und dessen Kind zusammenbringen. Ziel sollte sein, beide in die Aktivität mit zu einbinden, ohne dass der Elternteil aus der Situation herausfällt, sich gedemütigt oder unfähig im Kontakt zu seinem Kind fühlt. Die Pflegekraft sollte im Kontakt zum Kind die Autorität und die elterliche Kompetenz nicht unterbinden, sondern die Aussagen der Eltern für das Kind wohlwollend übersetzen, so dass in jeder Situation der positive Aspekt betont und gewahrt wird.

Es ist festzuhalten, dass diese Treffen in einem geschlossenen Raum, aber auch im Stationsgarten oder auf dem Klinikgelände stattfinden können. Sie sind zwar zeitlich begrenzt, aber dürfen inhaltlich individuell vom Patienten und vom Kind ausgefüllt werden. Je nach psychischem Zustand des Patienten und dem Alter des Kindes, sollen die Termine zeitlich kürzer oder länger gehalten werden. Um ein Absinken der Konzentration und der Interaktionsbereitschaft gerade bei jüngeren Kindern zu verhindern, ist es sinnvoller kürzere, aber dafür öftere Treffen im akutpsychiatrischen Setting zu ermöglichen. Die Termine sollen für beide stets ein positives Erlebnis darstellen und nicht als zu lange oder unerfreulich empfunden werden. Das Patient-Kind-Treffen hat als Hauptziel den Kontakterhalt. Die Pflegekraft gilt als stiller Teilnehmer, welcher jeder Zeit eingreifen oder unterstützen kann, wenn dies notwendig ist oder gewünscht wird.

Angebot 2: Trainingseinheiten für die Elternkompetenz

Diese Trainingseinheiten der elterlichen Kompetenzen sind an das KANU-Elterntraining angelehnt. Dabei soll die elterliche Rolle gestärkt und die Erziehungskompetenz erweitert werden. Zudem soll die Eltern-Kind-Beziehung sowie die Kommunikation untereinander und damit eine Entlastung des familiären Systems angestrebt werden. Es soll das Verständnis geweckt werden, wie die eigenen elterlichen Werte und Überzeugungen innerhalb des Erziehungsverhaltens beeinflusst und das kindliche Verhalten im Verlauf des eigenen Erziehungsstils prägt werden kann. Es soll eine positive Unterstützung des Kindes, sowie ein Verständnis über unangemessene Verhaltensweisen vermittelt werden. Auch sollen Kommunikationsstrategien über einen wertschätzenden und emphatischen Umgang zwischen Eltern und Kind aufgezeigt und eingeübt werden. Besonders die inkonsequente Durchführung von Regeln und Sanktionen muss im Elterntraining thematisiert werden. Es soll dem erkrankten Elternteil aufgezeigt werden, wie Grenzen und Regeln freundlich aber konsequent durchgesetzt werden können (Reinisch & Schmuhl, 2012).

Das KANU-Elterntraining verweist auf die Ansätze des STEPP-Programms (Reinisch & Schmuhl, 2012) (*Steps Toward Effective, Enjoyable Parenting – Schritte zu einer effektiven, Freude bereitenden Elternschaft*). Die Basis des Konzeptes bilden Langzeituntersuchungen über 25 Jahren zur Situationen von Kinder und Familie in „*Hoch-Situations-Konstellationen*" (Erickson & Egeland, 2006, S. 25). Laut STEPP ist die Mutter-Kind-Beziehung in der Familie sowie in der Gemeinschaft eingebettet. Die Individualität einer jeden Familie bzw. Person erfordert einen einzigartigen Behandlungsansatz. Dabei sollen vor allem die Stärken des Kindes, des Elternteils und der ganzen Familie berücksichtigt und gefördert werden. Die zusammengefassten Ziele von STEPP umfassen:

- Förderung einer gesunden, realistischen Einstellung und Erwartungen bezüglich der Kindererziehung.
- Förderung eines besseren Verständnisses der kindlichen Entwicklung und realistische Erwartungen bezüglich des kindlichen Verhaltens.
- Förderung von feinfühligen, vorhersehbaren Reaktionen auf kindliche Signale und Zeichen.
- Stärkung der elterlichen Fähigkeit, die Welt durch die Augen der Kinder zu sehen.
- Förderung einer sicheren häuslichen Umgebung, um den Kind eine adäquate Entwicklung zu gewährleisten.
- Stärkung der elterlichen Erkennung von sozialen Unterstützungsangeboten.
- Förderungen der elterlichen Autonomien und Ressourcen.
- Förderungen der autonomen elterlichen Entscheidungsfindung.

(Erickson & Egeland, 2006, S. 39ff)

STEPP DUO ist eine erweiterte Behandlungsform, bei der die Zielgruppe psychische kranke Eltern umfasst. Ziel dabei ist, die Erziehungskompetenz trotz einer psychischen Störung aufrechtzuerhalten und die Rolle als Elternteil zu unterstützen. In Deutschland gibt es die Möglichkeit als Fachkraft eine Weiterbildung als Kursleiter/in von STEPP Duo [41] zu absolvieren (InSTEP Weiterbildungsinsitut, 2016). Im Rahmen der Trainingseinheiten für die Elternkompetenz des Projektes wäre eine solche Weiterbildung empfehlenswert[42].

---

[41] Weitere Informationen siehe Anhang 3

[42] Literaturhinweise:

Dinkmeyer, D; McKay, G.D.; Dinkmeyer, J.S, Dinkmeyer, D.; McKay, J. L. (2004): „*STEP. Das Elternbuch. Die ersten 6 Jahre.*" Weinheim, Basel: Beltz Verlag.

Dinkmeyer, D.; Mckay, G.D.; Dinkmeyer, D. (2010): „*STEP. Das Elternbuch. Kinder ab 6 Jahre.*". 5. Auflage. Weinheim, Basel: Beltz Verlag.

Laut Reinisch und Schmuhl (2012) gibt es bestimmte Themenfelder, welche bei den KANU-Elterntrainings einen besonderen Stellenwert eingenommen haben. Der Umgang mit unangemessenem kindlichen Verhalten, Ermutigung der Kinder (Aufbau des kindlichen Selbstbewusstseins), eine positive Eltern-Kind-Kommunikation (beispielsweise mittels aktivem Zuhören, Ich-Botschaften), die Wichtigkeit von Humor innerhalb der Erziehung sowie der Umgang mit Konflikten und Disziplin. Gerade hier wird auf praktische Übungen besonderer Wert gelegt. So sollen elterliche Gefühle und Verhaltensweisen aus dem Alltag reflektiert werden sowie die Möglichkeiten zur Verbesserung oder Unterstützung von Reaktionen (z. B. Umgang mit Sanktionen) müssen im Kontakt zum Kind durch hilfreiche Kommunikationstechniken eingeübt werden.

Im Vorfeld wäre es von Vorteil, wenn mindestens ein „Patient-Kind-Treffen" mit der zuständigen Pflegekraft stattgefunden hat. Aus den Beobachtungen des Treffens und vorhergehenden gemeinsamen Bezugspflegegespräche sollen die vorhandenen elterlichen Ressourcen und Kompetenzen, aber auch die möglichen Defizite thematisiert und empathisch rückgemeldet werden. Im Anschluss sollen gemeinsam mit dem Patienten einzelne Themen zur Elternschaft, dessen Anforderungen und den Umgang mit dem Kind besprochen und individuelle Ziele gesetzt werden. Auch hier ist die Autonomie des/der Patienten/in wichtig. Diese/r soll entscheiden, welches Thema ihm/ihr besonders wichtig erscheint. Diese individuellen Wünsche müssen im Elterntraining berücksichtigt werden, aber auch die von der Pflegekraft durch die Beobachtung entdeckten Defizite im Kontakt zu Kind müssen angesprochen und bearbeitet werden. Gerade im Kontakt mit den Eltern sollten Themen wie kindliche Bedürfnisse und Gefühle von Angst, Schuld, Scham sowie Schutzfaktoren, Vulnerabilität, Bindungsverhalten, kindgerechte und wertschätzende Kommunikation, Umgang mit Regeln und Sanktionen, das elterliches Gefühlserleben von Überforderung und Angst besprochen werden.

Die Trainingseinheiten sollten nicht länger als 90 Minuten dauern. Das betroffene Elternteil sollte nicht mit Informationen überfordert werden, da das Wohlbefinden während des Elterntrainings eine bedeutende Rolle spielt.

Der erkrankte Elternteil muss lernen, die Diagnose mit all den negativen Aspekten und der einhergehenden eingeschränkten Erziehungsfähigkeit in der Akutphase zu akzeptieren, um dann adäquat und kompetent zum Wohle des Kindes handeln zu können. Dies kann unter anderem erreicht werden durch die Erarbeitung eines Notfallplans für die Akutphase oder bei einer Klinikeinweisung. Dieser Aspekt muss innerhalb des Elterntrainings dem/der Betroffenen besonders nahegelegt werden. Dabei können Beispielsaussagen genutzt werden, wie *„Sie sind und bleiben Eltern, auch wenn Sie an einer psychischen Erkrankung leiden.", „Es ist hilfreich, die eigenen – auch krankheitsbedingten – Grenzen kennenzulernen."* oder *„Die Inanspruchnahme von Entlastungen und Unterstützung ist Teil von Verantwortungsübernahme für den eigenen Lebensbereich ebenso wie für den Alltag mit den Kindern und ihrer Erziehung."* (Schmutz, 2010, S. 83).

Angebot 3: Enttabuisierungsgespräche mit dem Kind

Ein zentraler Punkt umfasst die kindgerechte Aufklärung. Unumgänglich dabei ist die Zustimmung der Patienten bzw. des Vormundes oder der nächsten Angehörigen. Es sollte klar sein, dass es sich hierbei um ein freiwilliges Unterstützungsangebot handelt. Eine Zustimmung muss durch die Fachkräfte in der Dokumentation vermerkt worden sein. Die pflegerische Fachkraft, welche dann mit Informationen an das Kind herantritt, muss auch pädagogische Kompetenzen[43] nachweisen können. Einige Autoren unter anderem Lenz (2005) verweisen darauf, dass psychisch kranke Eltern ihre Kinder meist von ihrer Krankheit fernhalten wollen. Sie wollen sie schützen und sie nicht mit Informationen belasten. Betroffene haben oftmals die Ansicht, dass es sich bei der Krankheit um einen vorübergehenden Zustand handelt und jegliche Aufklärung über ihr aktuelles Befinden die Kinder unnötig belasten könnte. Auch wenn eine professionelle Informationsweitergabe an die Kinder als sinnvoll erachtet wird, so muss auch der Wunsch des psychisch kranken Elternteils, die Aufklärung des Kindes zu unterlassen, respektiert werden. Nichtsdestotrotz sollte von der Fachkraft versucht werden, die Eltern für das Thema „kindgerechte Aufklärung" zu sensibilisieren. Zum einen sollte ihnen ein Leitfaden an die Hand gegeben werden, wie sie selbst mit ihrem Kind reden oder wie sie dabei unterstützt werden könnten.

---

[43] Literaturhinweis: Delfos, M.F. (2015): „>> Sag mir mal … << Gesprächsführung mit Kindern. 4- 12 Jahre". 10., überarbeitete und erweiterte Auflage. Weinheim, Basel: Beltz Verlag.

Laut Wunderer (2014) gibt es kein bestimmtes Alter, ab dem das Kind über die elterliche Erkrankung aufgeklärt werden sollte. Bei einem Kleinkind beispielweise kommt es nicht grundsätzlich auf das Inhaltliche an, sondern auf die emotionale Botschaft, welche sich hinter einer Aussage verbirgt. So kann zu diesem bereits gesagt werden *„Mama geht es heute nicht gut, sie ist sehr müde und traurig, aber Mama hat dich lieb."* (Wunderer, 2014, S. 125). Auch könnte einem kleineren Kind mittels Doktorspielen erklärt werden, dass es auch psychische Krankheiten gibt und diese beispielsweise die Gefühle der/des Mutter/Vater beeinflussen und diese/n traurig machen. Grundsätzlich ist es wichtig, die psychische Störung der Eltern beim Namen zu nennen. Somit werden diese klar und offen vor den Kindern ausgesprochen und verlieren ihren Schrecken (Wunderer, 2014).

Wichtig bei Aufklärungsgesprächen mit einem Kind ist das Bewusstsein darüber, dass dies kindgerecht, situationsangepasst und behutsam vonstattengehen muss. Kindgerecht bedeutet, dass die Erklärungen dem Entwicklungsalter des Kindes angepasst werden müssen. Bei kleineren Kindern ist es wichtig, auch Hilfsmittel wie beispielsweise Bilderbücher[44] oder bekannte Geschichten zu verwenden. Die Erklärungen müssen für das Kind verständlich und nachvollziehbar sein (Pretis & Dimova, 2010). Ein Formulierungsvorschlag für die kindgerechte Erklärung von Depression könnte sein: *„Man kann nicht aufhören, traurig zu sein, und ist immer furchtbar müde. Man mag morgens nicht aufstehen, sich nicht anziehen, nichts kochen und nichts essen. Man mag nicht sprechen und nichts hören, weil alles so schrecklich anstrengend erscheint"* (Wunderer, 2014, S. 127).

Situationsangepasst heißt, dass alle Fragen vom Kind ernst genommen werden müssen. Außerdem soll ein passender Raum und ausreichend Zeit für das Gespräch gewählt werden. Zudem sollte die Aufklärung lösungsorientiert für den Nachwuchs aufgebaut sein und gemeinsam mit diesen sollen Handlungsstrategien ausgearbeitet werden. Notfallpläne, wie das Kind mit einer Situation umgehen kann, wenn der Erwachsene

---

[44]Literaturhinweise:

Homeier, Sch. (2009): *„Sonnige Traurigtage Ein Kinderfachbuch für Kinder psychisch kranker Eltern".* 4. Auflage. Frankfurt am Main: Mabuse-Verlag GmbH.

Eggermann, V. &Janggen, L. (2004): *„FUFU und der grüne Mantel".* Zug: Astra Zeneca AG.

nicht mehr in der Lage ist, adäquat zu reagieren, müssen entwickelt werden. Ein Beispiel hierfür: *Was kann das Kind tun, wenn Vater/Mutter vergessen hat, es vom Kindergarten abzuholen - wen kann das Kind dann beispielsweise kontaktieren.* Ziel eines Aufklärungsgesprächs mit dem Kind ist, dass das Kind unter anderem lernt zwischen gesunden und kranken Aussagen bzw. Handlungsweisen der/des Mutter/Vaters zu differenzieren. Grundsätzlich sollte die Hauptaussage für das Kind sein, dass die Eltern, egal was sie innerhalb ihrer Krankheitsphasen sagen oder tun, dieses stets lieb haben (Pretis & Dimova, 2010).

Laut Lenz (2005) wünschen sich Kinder und Jugendlichen, Informationen über folgende Themen zu erhalten:

- *Das Verhalten gegenüber dem psychisch erkrankten Elternteil.*
- *Welche Unterstützung sie Mutter/Vater geben können.*
- *Welche Medikamente sie nehmen.*
- *Welche Heilungsmöglichkeiten es gibt.*
- *Welche Gefahren es bei einer Verschlimmerung der Krankheit gibt.*
- *Was eine psychische Erkrankung ausmacht, das „Wesen" dieser.*
- *Wie die Erbeinflüsse der Krankheit sind.*

(Lenz, 2005, S. 116)

Für ein solches Gespräch mit dem Kind bedarf es einem hohen Maße an Empathie und eigenem Verantwortungsgefühl (Pretis & Dimova, 2010).

Diese Enttabuisierungsgespräche können mit einem Angehörigen, dem Patienten selbst oder dem Kind alleine geführt werden. Dies muss im Vorfeld abgeklärt werden. Auch die Themenauswahl ist meist sehr individuell. Grundsätzlich sollten aber stets Themenbereiche wie die Krankheit, der Verlauf, der Umgang, die Krisen, das Eigenerleben (Schuld, Ängste, Unsicherheit, Ohnmacht, Ambivalenz) und die falsche Rollenübernahme abrufbar sein.

Angebot 4: Sprechstunden für gesundes Elternteil/direkter Angehöriger

Je nach Möglichkeit sollten Sprechstunden für den gesunden Partner oder einem direkten Angehörigen aus der Familie angeboten werden. Dabei sollten Fragen von den Angehörigen seitens der Pflege beantwortet werden können.

Oft quälen die Betroffenen Unsicherheiten und Schuldfragen (van den Broek, Pleininger-Hoffmann, Leichsenring-Driessen, & Leggemann, 2012). Eine solche Sprechstunde mit einer professionellen Pflegekraft soll als ein Entlastungsangebot gesehen werden. Bei Bedarf oder auf Wunsch sollte in diesem Kontext auch die Wichtigkeit bzw. Notwendigkeit der „Patient-Kind-Treffen" sowie der anderen Projektangebote erläutert werden. Welche Vorteile diese für das Kind und dem Patienten mit sich bringt, wie die Sicherheit von beiden Parteien durch die Anwesenheit einer Pflegekraft gewährleistet ist und wie der Ablauf eines solchen Treffens aussehen kann. Es geht daher bei den Sprechstunden, zum einen um ein Unterstützungsangebot für die direkten Angehörigen des Kindes und des Patienten sowie um eine Aufklärung über die Notwendigkeit der „Patient-Kind-Treffen" während des elterlichen akutpsychiatrischen Aufenthalts. Zudem soll es um die Motivation der Angehörigen gehen, sich auf das Projekt mit dem Kind einzulassen, um gegebenenfalls die Angst durch die Beantwortung von Fragen zu reduzieren. Den Angehörigen muss aufgezeigt werden, dass Offenheit über die Thematik einen wichtigen Faktor darstellt. Das Erleben der phasenhaften Entwicklung der Krankheit des Patienten, versetzt die Pflegeperson in die Lage, den Angehörigen auf einer empathischen Ebene zu begegnen und beruhigend auf diesen einzuwirken.

8.5   Praktische Durchführung und Evaluation des Projektes

Die praktische Projektdurchführung sollte bereits bei der Aufnahme des psychisch erkrankten Elternteils beginnen. Im Aufnahmegespräch sollte vom Pflegepersonal, soweit es der psychische Zustand zulässt, nach Kindern im Haushalt gefragt (Schmutz, 2010) und kurz die Angebote benannt werden.

Grundsätzlich sollte ein leicht verständlicher Informationszettel auf der Station über die Eltern-Kind-Angebote ausgehängt werden. Es muss für den Patienten ersichtlich sein, dass es sich um ein modulares System handelt, dessen Umfang und Angebot frei gewählt werden kann und sich nach den individuellen und ressourcenorientierten Bedürfnissen und Wünschen des Patienten richtet. Dort muss auch die zuständige Pflegekraft namentlich genannt werden, damit die Patienten wissen, an wen sie sich direkt wenden können.

Des Weiteren soll von den Kollegen/innen auf der Station innerhalb der Bezugspflegegespräche mit jedem Patienten auf die Angebote eingegangen werden. Ziel ist, dass jede/r Patient/in die Möglichkeit erhält, an dem Projekt teilnehmen zu können. Im Rahmen des Bezugspflegegesprächs sollten, wenn möglich, auch die Ängste aufgrund von Unwissenheit genommen werden, damit sich die Betroffenen unvoreingenommen auf das Projekt einlassen können. Zudem sollte die Angst um den Verlust des Sorgerechts bei Inanspruchnahme der Angebote abgefangen werden. Es muss für die Betroffenen deutlich gemacht werden, dass sie nur Vorteile für sich und ihre Kinder zu erwarten haben.

Dokumentation

Bei der Dokumentation soll ein Evaluationsbogen für den IST-Zustand bei der akutpsychiatrischen Aufnahme genutzt werden. Beim IST-Zustand soll der Kontakt bzw. die Beziehung zwischen dem Patienten und dem Kind eruiert werden. Dieser Einschätzungsbogen ist angelehnt an die NOC-Bögen zum Thema Elternschaft[45] und beinhaltet sämtliche Fragen zum Kontakt, Umgang und zur Beziehung zwischen dem erkrankten Elternteil und dessen Kind – siehe Anhang 4.

Die Informationen des Evaluationsbogens sollen dann bei der Entlassung bzw. beim Projektende abschließend erhoben werden.

Jedes Treffen bzw. Angebot wird nach der Durchführung umgehend im elektronischen Dokumentationssystem des Krankenhaues dokumentiert, um mögliche Veränderungen oder Verbesserungen des Patienten, des Kindes und der Beziehung zwischen diesen im

---

[45] Vgl. Kapitel 4.3 *Miteinbeziehung von NANDA, NIC und NOC*

Projektverlauf feststellen zu können. Diese Veränderungen können mit Hilfe des entwickelten Erhebungsbogens (Anhang 4) dokumentiert werden. *Am Beispiel von Frage 5 und 6: Hr./Fr. X spricht nach einigen Elternkompetenztrainingseinheiten mit dem Kind über die Erkrankung und nutzt Bilderbücher, um eine altersgerechte Aufklärung zu ermöglichen.*

Zu Projektbeginn soll es wöchentlich jeweils einen Tag geben, an dem das Projekt angeboten wird. Dieser Tag wird individuell an den psychischen Zustand des Patienten und an die Besuchszeiten angepasst. Da im Vorfeld mit dem Patienten mehrfach gesprochen werden muss, um feststellen zu können, ob dieser geeignet ist, das Angebot wahrzunehmen, können dabei die individuellen Bedürfnisse des Patienten eingebracht werden. Der Patient soll absolute Entscheidungsfreiheit über die Art und den Umfang des Projektes beanspruchen können.

Gibt es eine Vielzahl von interessierten Patienten und Familien, so kann bei Bedarf das Projekt auf zwei Tage pro Woche ausgedehnt werden.

Das Projekt sollte eine Laufzeit von circa 12 Monate haben.

Projektevaluation

Um einen Erfolg des Projektes feststellen zu können, müssen Rückmeldungen von allen beteiligten Personen eingeholt werden. Es sollte ein Abschlussgespräch mit den Patienten stattfinden. Wenn möglich soll der/die Patient/in Feedback, Kritik und Verbesserungsvorschläge äußern können. Auch soll die zuständige Pflegekraft ihre eigenen Erfahrungen, Probleme, Grenzen der Möglichkeiten und ihr persönliches Projektresümee schriftlich festhalten. Optimal wäre es, wenn das interdisziplinäre Team Stellung zum Projekt nehmen könnte, um auch von professioneller Seite Feedback und Kritik zur Projektverbesserung erhalten zu können.

Zum Abschluss des Projektes sollten alle Auswertungen dem Team und gegebenenfalls der Führungsebene vorgestellt werden.

8.6   Grenzen bei der Umsetzung

Das größte Problem bei der Umsetzung ist vor allem in der Findung passender Räumlichkeiten zu sehen. Viele psychiatrische Akutstationen haben räumlich gesehen nur sehr begrenzte Möglichkeiten mit den Angehörigen vor Ort zu arbeiten. Oftmals finden sich auf der Station große Aufenthaltsräume, in denen der/die Patient/in den Besuch empfängt. Optimal wäre es, wenn die Kinder nicht direkt auf die geschlossene Akutstation kommen müssten, sondern in der Einrichtung ein separates Zimmer für die Begegnung zwischen Elternteil und Kind zur Verfügung steht. Dieser Raum sollte mit Spielsachen und einer positiver Raumatmosphäre ausgestattet werden. Gerade dies stellt allerdings ein großes Hindernis für die Projektdurchführung dar.

Die Dienstplananpassung könnte sich als ein weiteres Problem darstellen. Diese muss innerhalb des Projektzeitrahmens so gestaltet werden, dass eine möglichst hohe Kontaktdichte und Kontinuität zum/r betroffenen Pateinten/in und dem Kind gewährleistet werden kann. Am praktischen Beispiel verdeutlicht: *Fr./Hr. X wird auf Station aufgenommen, im Aufnahmegespräch stellt sich heraus, dass Patient/in Vater/Mutter eines fünf jährigen Sohns ist. Daraufhin muss die projektleitende Pflegekraft in den kommenden Wochen regelmäßig im Dienst eingeteilt sein, so dass diese möglichst viel Kontakt zu Patienten/in X erhält, diese/n während der Besuchen seines/ihren Kind beobachten und begleiten kann. Während dieser Zeit muss sichergestellt werden, dass die projektausführende Person von der Stationsarbeit freigestellt ist und sich innerhalb der Arbeitszeit um Vor- und Nachbereitungen von Besuchen oder Projektangeboten kümmern und auseinandersetzen kann.*

Grundsätzlich kann das Projekt auch am fehlenden Interesse der Patienten scheitern. So kann es sein, dass die Betroffenen, das Kind oder die Familienangehörigen der Projektteilnahme nicht zustimmen.

Ein weiterer Problempunkt umfasst die notwendige Kompetenz der Pflege beim Thema „Kinder psychisch Kranker". Da dieses Projekt neu entwickelt wurde, existieren noch keine vorgegebenen Fachkompetenzen, die ein/e Mitarbeiter/in nachweisen muss, um das Projekt kompetent durchführen zu können. Fortbildungen, Weiterbildungen und Hospitationen zur Thematik sind zwar wünschenswert, stellen jedoch keine verpflichtende Voraussetzung dar.

Daher kann festgestellt werden, dass es Grenzen gibt, die im Vorfeld festgestellt und überwunden werden müssen, damit dieses Projekt zur Ausführung und zu einem erfolgreichen Ende gebracht werden kann. Nur wenn alle Ebenen (Pflege, Patient/in, Kind, Angehörige, Team, Führung) eng zusammenarbeiten, kann das Projekt den Kindern psychisch Kranker präventiv von Nutzen sein.

9. Resümee

Die Kinder von psychisch Kranken stellen trotz der Vielzahl von Forschungs- und Untersuchungsergebnissen über dessen Vulnerabilität, Eigenerleben und Folgen für die psychiatrische Praxis eine Randgruppe dar. Unter den Fachpersonen ist diese Problematik zwar bekannt, allerdings werden kaum Ansätze zur Lösung dieser entwickelt. Zeigen diese Kinder nur wenig ausgeprägte Verhaltensauffälligkeiten, können sich ansonsten aber gut in das gesellschaftliche System integrieren, wird seitens der Institutionen kein Handlungsbedarf erkannt. Zwar sind einige Studien zur Nutzung vorhandener Resilienzen dieser Kinder vorhanden, deren Auswirkungen auf die praktische Arbeit und Integration dieser Kinder in die elterliche Behandlung ist allerdings als dürftig zu bezeichnen. Ohne adäquate Primärprävention besteht ein ständiger krankheitsbedingter Kreislauf innerhalb des familiären Systems:

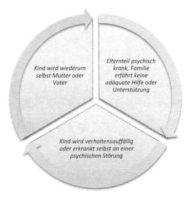

Mithilfe des entwickelten Projektes *„Wurzeln & Flügel"* könnte innerhalb der akutpsychiatrischen Behandlung eine Begleitung der Kinder psychisch kranker Patienten/innen stattfinden. Dabei handelt es sich um verschiedene Projektangebote, welche innerhalb des akutpsychiatrischen, klinischen Settings für das Kind, den erkrankten Elternteil und weitere Angehörige aus dem direkten Umfeld ausgearbeitet worden sind. Diese sind angelehnt an bereits vorhandene Unterstützungsangebote, welche bisher allerdings nicht im Rahmen der Akutpsychiatrie stattfanden, aber signifikante Ansatzpunkte liefern, welche unbedingt in diesem Projekt mitberücksichtigt werden sollten.

Damit die Besuche der Kinder auf einer Akutstation stets als angenehm empfunden werden, sollten diese in einem separaten, kinderfreundlich gestalteten Raum stattfinden. Auch könnte der Stationsgarten oder das Klinikgelände genutzt werden.

Der Frage nach der Kompetenz der Pflegekraft für die Arbeit mit Eltern und deren Kindern wurde im Rahmen dieser Arbeit beantwortet. Die Pflege sollte ihre Kenntnisse nicht nur mit dem Fachbereich der Kinder- und Jugendpsychiatrie durch eine Hospitation erweitern, sondern sich auch der Pädagogik und den Erziehungswissenschaften widmen, um entwicklungs- und erziehungsfördernde Erkenntnisse sowie kindgerechte Kommunikationstechniken zu erlernen. Auch wäre eine Weiterbildung innerhalb des STEPP-Elternkurses ein großer Zugewinn für diese Arbeit, um im Kontakt zu den Eltern sowie im Rahmen des Elterntrainings eine kompetente Rolle einnehmen zu können.

Grundsätzlich entsteht der Eindruck, dass der Fachbereich „Pflege" derzeit kaum interdisziplinäre Anerkennung und berufliches Selbstbewusstsein findet. Aus diesem Grund fällt es der Facheinheit Pflege schwer sich angemessen und souverän mit einer solch wichtigen Thematik auseinander zu setzen.

Im Rahmen dieser Arbeit hat die Autorin die verantwortlichen Personen themenbezogener Projekte und Hilfsangebote deutschlandweit kontaktiert, um Resonanzen zu ihrer Idee und deren Umsetzung zu erhalten. Gerade der Aspekt, dass die Pflege bei diesem eine leitende und ausführende Position einnimmt, wirkte auf einige kontaktierte Personen etwas irritierend und neu. Zwar haben viele ausgesagt, dass die Pflege einen wichtigen Faktor innerhalb des akutpsychiatrischen Settings darstellt und oftmals näher am Patienten ist, als jede andere Facheinheit, jedoch wurde auch partiell eine skeptische Haltung gegenüber der pflegerischen Kompetenz im Konkreten und der Übernahme einer leitenden Position im Rahmen eines Projektes durch eine Pflegeperson im Allgemeinen deutlich. Das Hauptproblem ist nach Erachten der Autorin, dass die Nähe der Pflege zum Patienten und dessen familiären Umfeld zwar bekannt ist, das Leitungsspektrum, welches durch die Pflegekraft innerhalb der Akutpsychiatrie abgedeckt wird, eine unterschätzte Größe darstellt.

Auch im akutpsychiatrischen Setting konnte von den kontaktierten Personen kaum Rückmeldung gegeben werden, da die meisten Projekte außerhalb der Psychiatrie stattfinden oder zusätzlich zur stationären (nicht akutpsychiatrischen) Therapie angeboten werden. Allerdings konnte festgestellt werden, dass einige ein großes Interesse für diesen neuen Blickwinkel bezüglich der pflegerische Leitung und Durchführung innerhalb der Akutpsychiatrie zeigten. Einige räumten die Wichtigkeit der Projektidee ein und wollten mehr Informationen zur Umsetzung haben[46].

In diesem Projekt treffen daher zwei nur wenig in der Öffentlichkeit beachtete Gruppen von Menschen zusammen. Die psychisch kranken Patienten mit ihren Kindern und die Pflege als Facheinheit in der Medizin bzw. Psychologie. Beide sind bekannt, es umfasst eine Vielzahl von Menschen, zu beiden gibt es Studien und Untersuchungen, die ihre Notwendigkeit und Wichtigkeit aufzeigen, aber beide haben immer noch keinen hohen Stellenwert in der Gesellschaft.

Dieses Projekt zeigt auf, dass die Facheinheit Pflege in der Lage ist, eine leitende Funktion bei einem Unterstützungsangebot für die psychisch kranken Eltern und ihren Kindern einnehmen kann. Die Gründe hierfür sind, dass die Pflegekraft bereits am Patienten ist, diesen täglich betreut, bei Besuchen der Kinder anwesend ist und die individuellen Bedürfnisse und Wünsche aufgrund des Konzepts der Bezugspflege während dessen Aufenthalts kennenlernt. Das Argument bzw. die Bedenken, die Pflege sei möglicherweise nicht kompetent genug, ein solches Projekt leiten oder durchführen zu können, kann mit Hilfe von bereits vorhandenen und anerkannten Weiterbildungen und Fortbildungen zur Thematik ausgeräumt werden. Daher kann gesagt werden, dass die examinierte Pflegekraft nicht nur in der Arbeit mit Kindern psychisch Kranker berücksichtigt werden sollte, sondern sich auch unter Einbeziehung dieses Projektes sich als leitende Funktion an einer Unterstützung beteiligen kann.

---

[46] Siehe Anhang 5: ein E-Mail-Kontakt als Beispiel

Literaturverzeichnis

Abderhalden, C. (2011). Der Pflegeprozess. In D. Sauter, C. Abderhalden, I. Needham, & S. Wolff (Hrsg.), *Lehrbuch Psychiatrische Pflege* (3., vollständig überarbeitete Auflage). Bern: Verlag Hans Huber.

Antonovsky, A. (1997). Vorwort des Autors. In A. Franke, & A. Franke (Hrsg.), *Salutogenese: Zur Entmystifizierung der Gesundheit (Forum für Verhaltenstherapie und psychosoziale Praxis)* (A. Franke, & N. Schulte, Übers.). Tübingen: dgvt-Verlag.

Barkhof, E., Meijer, C. L., de Sonneville L, K. J., Liszen, D. H., & de Haan, L. (Januar 2012). Interventions to improve adherence to antipsychotic medication in patients with schizophrenia– a review of the past decade. *European Psychiatry* (27), S. 9-18.

Bauer, M., & Müller, D. J. (2005). Medikamentöse Therapie der Manie. In M. Bauer, *Neurobiologie und Therapie bipolarer Erkrankungen*. Bremen: UNI-MED Verlag AG.

Bernardi, O. (2004). PGB - das Gesetzbuch für die Mitarbeiter der Psychiatrie. In W. Werner (Hrsg.), *Lehrbuch der Krankenhauspsychiatrie Psychiatrie im sozialen Kontext*. Stuttgart: Schattauer GmbH.

Berzewski, H. (2009). *Der psychiatrische Notfall* (3., vollständig überarbeitete und erweiterte Auflage). Heidelberg: Springer Medizin Verlag.

Bohus, M., & Schmahl, C. (01. Sepember 2007). Psychopathologie und Therapie der Borderline-Persönlichkeitsstörung. *Der Nervenarzt* (78), S. 1069-1081.

Brandt, M. (2010). Ablauforganistation und -prozesse. In S. Amberger, & S. C. Roll (Hrsg.), *Psychiatriepflege und Psychotherapie*. Stuttgart: Georg Thieme Verlag KG.

Brieger, P., Kling Lourenco, P., Steinert, T., Längle, G., Lemke, U., Herpertz, S. C., et al. (28. August 2014). Psychiatrische Unterbringungspraxis. Ein Vergleich von fünf Kliniken in drei Bundesländern. *Der Nervenarzt* , S. 606-613.

Brinker, K.-H. (2007). Pflege von Menschen mit psychischen Erkrankungen. In L. Pflege, & N. Menche (Hrsg.), *Pflege Heute. Lehrbuch für Pflegeberufe* (4., vollständig überarbeitete Auflage). München, Jena: Elsevier Urban & Fischer.

Brisch, K. H. (2009). *Bindungsstörungen: Von der Bindungstheorie zur Therapie* . Stuttgart: Klett-Cotta.

Bulechek, G., Butcher, H., Dochterman, J., & Wagner, C. (2013). *Pflegeinterventionsklassifikation (NIC)*. (R. Widmer, J. Georg, Hrsg., M. Herrmann, U. Villwock, R. Widmer, & J. Georg, Übers.) Bern: Hogrefe Verlag.

Calia, G., & Gühne, M. (2014). Einführung in die Pflege von Menschen mit psychischen Erkrankungen. In K. Gold, Y. Schlegel, & K.-P. Stein (Hrsg.), *Pflege konkret Neurologie Psychiatrie* (5. Auflage). München: Elsevier GmbH.

Christiansen, V., & Pleiniger-Hoffmann, M. (2006). Auswirkungen psychischer Erkrankungen auf Familiensysteme. In R. Schone, & S. Wagenblass (Hrsg.), *Kinder psychisch kranker Eltern* zwischen *Jugendhilfe und Erwachsenenpsychiatrie. (Soziale Praxis).* Weinheim, München: Juventa Verlag.

Davidsen, K. A., Harder, S., MacBeth, A., Lundy, J.-M., & Gumley, A. (10. Oktober 2015). Mother-infant interaction in schizophrenia: transmitting risk or resilience? A systematic review of the literatur. *Social Psychiatry and Psychiatric Epidemiology* , S. 1785-1798.

Delfos, M. F. (2015). *>> Sag mir mal ...<< Gesprächsführung mit Kindern. 4-12 Jahre* (10., überarbeitete und erweiterte Auflage). Weinheim, Basel: Beltz Verlag.

Deneke, C., & Lüders, B. (2003). Besonderheiten der Interaktion zwischen psychisch kranken Eltern und ihren kleinen Kindern. *Praxis der Kinderpsychologie und Kinderpsychiatrie* (52), S. 172-181.

Doenges, M. E., Moorhouse, M. F., & Murr, A. C. (2013). *Pflegediagnosen und Pflegemaßnahmen* (4., vollstädnig überarbeitete und erweiterte Auflage). Bern: Hans Huber Verlag.

Dreitzel, H. P. (1979). Rollentheorie. In A. Heigl-Evers, & U. Streeck (Hrsg.), *Die Psychologie des 20. Jahrhunderts. Lewin und die Folgen. Sozialpsychologie, Gruppendynamik. Gruppentherapie* (Bd. VIII). Zürich: Kindler Verlag.

Dziomba, A., & Osterfeld, M. (2007). Eingriffe in Persönlichkeitsrechte und Vorkehrungen zu ihrem Schutz. In M. Bosshard, U. Ebert, & H. Lazarus, *Soziale Arbeit in der Psychiatrie* (3. vollständig überarbeitete Auflage). Bonn: Psychiatrie-Verlag GmbH.

Erickson, M. F., & Egeland, B. (2006). *Die Stärkung der Eltern-Kind-Bindung: Frühe Hilfen für die Arbeit mit Eltern von der Schwangerschaft bis zum zweiten Lebensjahr des Kindes durch das STEEP-Programm.* (M. Klostermann, Übers.) Stuttgart: Klett-Cotta.

Fegert, J. M., & Resch, F. (2012). Risiko, Vulnerabilität, Resilienz und Prävention. In J. M. Fegert, C. Eggers, & F. Resch (Hrsg.), *Psychiatrie und Psychotherapie des Kindes- und Jugendalter* (2., vollständig überarbeitete und aktualisierte Auflage). Berlin, Heidelberg: Springer-Verlag.

Fehrenbach, R. A. (2004). Führung einer stationären psychiatrischen Behandlung. In W. Wolfgang (Hrsg.), *Lehrbuch der Krankenhauspsychiatrie.* Stuttgart: Schattauer Verlag GmbH.

Goerg, J., & Müller Staub, M. (2013). Gleitwort zur vierten, vollständig überarbeiteten und erweiterten Auflage. In M. E. Doenges, M. F. Moorhouse, & A. C. Murr, *Pflegediagnosen und Pflegemaßnahmen* (4. vollständig überarbeitete und erweiterte Auflage). Bern: Hans Huber Verlag.

Griepenstroh, J., & Schmuhl, M. (2010). Zur Lebenssituation von Kindern psychisch erkrankter Eltern. *Psychiatrische Pflege* (16), S. 123-128.

Griepenstroh, J., Heitmann, D., & Hermeling, S. (2012). Kinder psychisch kranker Eltern: Lebensituation und Entwicklungsrisiken. In U. Bauer, A. Reinisch, & M. Schmuhl (Hrsg.), *Prävention für Familien mit pychisch erkrankten Eltern. Bedarf, Koordination, Praxiserfahrungen.* Wiesbaden: VS Verlag für Sozialwissenschaften I Springer Fachmedien.

Grossmann, K., & Grossmann, K. E. (2004). *Bindungen - Das Gefüge psychischer Sicherheit.* Stuttgart: Klett-Cotta.

Grube, M. (2010). Psychiatrische Notfälle. In S. Amberger, & S. C. Roll (Hrsg.), *Psychiatriepflege und Psychotherapie.* Stuttgart: Georg Thieme Verlag KG.

Gühne, U., Weinmann, S., Arnold, K., Esra-Sultan, A., Becker, T., & Riedl-Heller, S. (4. Januar 2011). Akutbehanldung im häuslichen Umfeld: Systematische Übersicht und Implementierungsstand in Deutschland. Home Treatment: Systemantic Review and Implementation in Germany. *Psychiatrische Praxis* , S. 114-122.

Haim, O. (2015). *Wachsame Sorge. Wenn Eltern ihren Kindern ein guter Anker sein.* Göttingen: Vandenhoeck &Ruprecht GmbH & Co. KG.

Hartmann, H.-P. (2014). Beziehungsabbrüche vermeiden. Das Heppenheimer Modell der Mutter-Kind-Behandlung. In F. Mattejat, & B. Lisofsky (Hrsg.), *Nicht von schlechten Eltern. Kinder psychisch Kranker.* (4. korrigierte und ergänzte Auflage). Köln: BALANCE buch + medien verlag GmbH.

Hättenschweiler, J., & Haker, H. (2004). Compliance und Medikamentenmanagement. Von Compliance zur Alliance. In W. Rössler (Hrsg.), *Psychiatrische Rehabilitation.* Berlin, Heidelberg, New York, Hongkong, London, Mailand, Prais, Tokio: Springer-Verlag.

Heim, S. (2006). ... und (k)einen Platz für Kinder? Ein "blinder Fleck" der Angehörigenarbeit in der Psychiatrie. In R. Schone, & S. Wagenblass (Hrsg.), *Kinder psychisch kranker Eltern zwischen Jugendhilfe und Erwachsenenpsychiatrie. (Soziale Praxis).* Weinheim, München: Juventa Verlag.

Herder, K., & Sauter, D. (2011). Elternschaft und Kinder. In D. Sauter, C. Abderhalden, I. Needham, & S. Wolff (Hrsg.), *Lehrbuch Psychiatrische Pflege* (3., vollständig überarbeitete Auflage). Bern: Verlag Hans Huber.

Hipp, M., & Staets, S. (2006). Präventionsprojekt für Kinder psychisch kranker Eltern. KIPKEL - Erfahrungen aus der Praxis -. In R. Schone, & S. Wagenblass (Hrsg.), *Kinder psychisch kranker Eltern zwischen Jungenhilfe und Erwachsenenpsychiatrie. (Soziale Praxis)* (2. Auflage). Weinheim, München: Juventa Verlag.

Hoffmann, B., & Klie, T. (2005). *Freiheitsentziehende Maßnahmen. Unterbringung und unterbringungsähnliche Maßnahmen im Betreuungsrecht und -praxis.* Heidelberg: C. F. Müller.

Hofmann, W. (2004). Das Krankenhaus als therapeutische Institution. In W. Werner (Hrsg.), *Lehrbuch der Krankenhauspsychiatrie Psychiatrie im sozialen Kontext.* Stuttgart: Schattauer GmbH.

Holnburger, M. (1999). *Pflegestandarts in der Psychiatrie* (2., vollständig überarbeitete Auflage). München, Jena: Urban & Fischer.

Hübner-Liebermann, B., Spießl, H., & Cording, C. (2005). Wer kommt woher, wer geht wohin? Behandlungswege stationär-psychiatrischer Patienten. *Der Nervenarzt* (76), S. 856-864.

Huck, G. (10. Februar 2004). Krankheit bekämpfen oder Gesundheit aktivieren? Die Bedeutung der Salutogenese für die psychiatrische Pflege. *Psychiatrische Pflege Heute* , S. 2-13.

InSTEP Weiterbildungsinsitut. (2016). *STEP Duo ist ein Angebot für psychisch erkrankte Eltern mit ihren Begleiter/innen.* Abgerufen am 10. März 2016 von instep-online.de: http://www.instep-online.de/eltern_grosseltern/step_duo/index.php

Jacob, A., & Wahlen, K. (2006). *Das Multiaxiale Diagnosesystem Jugendhilfe (MAD-J)* . München: Ernst Reinhardt, GmbH & Co KG, Verlag.

Jander, U. (2010). Krankenbeobachtung in der Psychiatrie. In S. Amberger, & S. C. Roll (Hrsg.), *Psychiatriepflege und Psychotherapie.* Stuttgart: Georg Thieme Verlag KG.

Jordan, E., Maykus, S., & Stuckstätte, E. C. (2012). *Kinder- und Jugendhilfe. Einführung in Geschichte und Handlungsfelder, Organisationformen und gesellschaftliche Problemlagen* (3., vollständig überarbeitete und aktualisierte Auflage). Weinheim, Basel: Beltz Juventa.

Jungbauer, J., & Angermayer, M. C. (2005). Subjektive Belastungslagen von Eltern und Partnern schizophrener Patienten. In J. Jungbauer (Hrsg.), *Unser Leben ist jetzt anders. Belastungen und Belastungsfolgen bei Angehörigen schizophrener Patienten.* Bonn: Psychiatrie-Verlag gGmbH.

Kaiser, M. B. (2004). Personen, Team und multiprofessionelle Arbeit in der Psychiatrie. In W. Werner (Hrsg.), *Lehrbuch der Krankenhauspsychiatrie.* Stuttgart: Schattauer Verlag GmbH.

Kardels, B., Kinn, M., & Pajonk, F.-G. B. (2008). *Akute psychiatrische Notfälle. Ein Leitfaden für den Notarzt- und Rettungsdienst.* Stuttgart: Georg Thieme Verlag KG.

Kilian, S., & Becker, T. (02. Januar 2008). FIPS - ein Beratungs- und Unterstützungsangebot für Familie mit einem psychisch erkrankten Elternteil. *Nervenheilkunde* (6), S. 541-544.

Kluge, H., Hülsmann, S., Kopf, A., Angermeyer, M. C., & Becker, T. (07. Oktober 2002). Stationäre psychiatrische Behandlungsdauer. Eine statistische Analyse auf Grundlage einer Basisidokumentation. Length of Stay in a Psychiatric University Department Statistical Analyses Using a Routine Clinical Documentation System. *Krankenhauspsychiatrie* (12), S. 104-110.

Koch-Stoecker, S. (2006). Zur Wirkung mütterliche schizophrener Psychosen auf Entwicklungspotentiale ihrer Kinder. In R. Schone, & S. Wagenblass (Hrsg.), *Kinder psychisch kranker Eltern zwischen Jugendhilfe und Erwachsenenpsychiatri. (Soziale Praxis)* (2. Auflage). Weinheim, München: Juventa Verlag.

Kölch, M., & Schmid, M. (2008). Elterliche Belastung und Einstellung zur Jugendhilfe bei psychisch kranken Eltern: Auswirkungen auf die Inanspruchnahme von Hilfen. *Praxis der Kinderpsychologie und Kinderpsychiatrie* (57), S. 774-788.

Kölch, M., & Schmid, M. (2014). Unterstützung und Versorgung von Kindern psychisch kranker Eltern: Die Perspektive der Kinder- und Jugendpsychiatrie und der Kinder- und Jugendhilfe. In M. Kölch, U. Ziegenhahn, & J. M. Fegert (Hrsg.), *Kinder psychisch kranker Eltern. Herausforderungen für eine interdisziplinäre Kooperation in Betreuung und Versorgung.* Weinheim, Basel: Beltz Juventa.

Kölch, M., Schielke, A., T, B., Fegert, J. M., & Schmid, M. (2008). Belastung Minderjähriger aus Sicht der psychisch kranken Eltern - Ergebnisse einer Befragung stationär behandelter Patienten mit dem SDQ. *Nervenheilkunde* (27), S. 527-532.

Koller, L. (08. März 2016). *Kindersprechstunde im BKH Augsburg*. Von st-gregor.de: http://st-gregor.de/augsburg/fachinformationen/beratung-und-bildung/kindersprechstunde-im-bkh-augsburg/ abgerufen

Kornmüller, K.-T., & Driessen, M. (2012). Kinder psychisch kranker Eltern - die Perspektive der (Erwachsenen-)Psychiatrie. In U. Bauer, A. Reinisch, & M. Schmuhl (Hrsg.), *Prävention für Familien mit psychisch erkrankten Eltern. Bedarf, Koordination, Praxiserfahrung*. Wiesbaden: VS Verlag für Sozialwissenschaften I Springer Fachmedizin.

Kunz-Hassan, S. (2012). Die Bedeutung ehrenamtlicher Patenschaften für die Unterstützung von Kindern psychisch erkrankter Eltern - die Perspektive des Kinderschutzbundes. In U. Bauer, A. Reinisch, & M. Schmuhl (Hrsg.), *Prävention für Familie mit psychisch erkranktem Eltern. Bedarf, Koordination, Praxiserfahrung*. Wiesbaden: VS Verlag für Sozialwissenschaften I Springer Fachmedizin.

Lammel, M. (2001). Zwangseinweisungen und Zwangsbehandlungen im Betreuungsrecht aus psychiatrischer Sicht. In M. Bauern, M. Lammel, S. Sutarski, & S. Lau (Hrsg.), *Zwangseinweisungen und Zwangsbehandlungen. Indikation, Legitimation, Kontrolle*. Berlin: MWV Medizinische Wissenschaftliche Verlagsgesellschaft.

Lenz, A. (2008). *Interventionen bei Kindern psychisch kranker Eltern. Grundlagen, Diagnostik und therapeutische Maßnahmen*. Göttingen, Bern, Wien, Paris, Oxford, Prag, Tronto, Gambridge (MA), Amsterdam, Kopenhagen: Hogrefe Verlag GmbH & Co. KG.

Lenz, A. (2014b). Kinder psychisch kranker Eltern - Risiken, Resilienzen und Interventionen. In M. Kölch, U. Ziegenhain, & J. M. Fegert (Hrsg.), *Kinder psychisch kranker Eltern. Herausforderungen für eine interdisziplinäre Kooperation in Betreuung und Versorgung*. Weinheim, Basel: Beltz Juventa.

Lenz, A. (2005). *Kinder psychisch kranker Eltern*. Göttingen, Bern, Toronto, Seattle, Oxford, Parg: Hogrefe Verlag GmbH und Co. KG.

Lenz, A. (2014a). Kinder und ihre Familien gezielt unterstützen. In F. Mattejat, & B. Lisofsky, *Nicht von schlechtern Eltern. Kinder psychisch Kranker*. (4. korrigierte und ergänzte Auflage). Köln: BALANCE buch + medien verlag GmbH.

Lenz, A. (2010). *Ressourcen fördern. Materialen für die Arbeit mit Kindern und ihren psychisch kranken Eltern*. Göttingen, Bern, Wien, Paris, Oxford, Prag, Tronto, Gambride (MA), Amsterdam, Kopenhangen, Stockholm: Hogrefe Verlag GmbH & Co. KG.

Loch, U. (2014). *Kinderschutz mit psychisch kranken Eltern*. Weinheim, Basel: Beltz Juventa.

Löhr, M., & Abderhalden, C. (2011). Aufnahme- und Entlassungamanagement. In D. Sauter, C. Abderhalden, I. Needham, & S. Wolff (Hrsg.), *Lehrbuch Psychiatrische Pflege* (3., vollständig überarbeitete Auflage). Bern: Verlag Hans Huber.

Lührmann, S. (2010). Pflegetheorien und Pflegemodelle. In S. Amberger, & S. C. Roll (Hrsg.), *Psychiatriepflege und Psychotherapie*. Stuttgart: Georg Thieme Verlag KG.

Lüthi, R., & Abderhalden, C. (2004). Psychiatrische Pflege. In W. Rössler (Hrsg.), *Psychiatrische Pflege*. Berlin, Heidelberg, New York, Hongkong, London, Mailand, Paris, Tokio: Springer Verlag.

Mattejat, F. (2008). Kinder mit psychisch kranken Eltern. In F. Mattejat, & B. Lisofsky (Hrsg.), *Nicht von schlechten Eltern. Kinder psychisch Kranker.* Köln: BALANCE buch + medien verlag GmbH.

Mattejat, F., & Remschmidt, H. (06. Juni 2008). Kinder psychisch kranker Eltern. *Deutsches Ärztblatt* (23), S. 413-418.

Maybery, D., & Reupert, A. (2009). Parental mental illness: A review of barriers and issues for working with families and children. *Journal of Psychiatric and Mental Health Nursing* , 784-791.

Meier, M. (2013). Gleitwort zur ersten deutschsprachigen Auflage. In M. E. Doenges, M. F. Moorhouse, & A. C. Murr, *Pflegediagnosen und Pflegemaßnahmen* (4. vollständig überarbeitete und erweiterte Auflage). Bern: Hans Huber Verlag.

Moorhead, S., Johnson, M., Maas, M., & Swanson, E. (Hrsg.). (2013). *Pflegeergebnisklassifikation (NOC)* (2., vollständig überarbeitete und erweiterte Auflage). Bern: Verlag Hans Huber.

Müller-Spahn, F., & Hoffmann-Richter, U. (2000). *Psychiatrische Notfälle.* Stuttgart, Berlin, Köln: Verlag W. Kohlkammer GmbH.

Needham, I. (2011a). Die Person des Helfers. In D. Sauter, C. Abderhalden, I. Needham, & S. Wolff (Hrsg.), *Lehrbuch Psychiatrische Pflege* (3., vollständig überarbeitete Auflage). Bern: Verlag Hans Huber.

Needham, I. (2011b). Pflegesysteme und Bezugspflege. In D. Sauter, C. Abderhalden, I. Needham, & S. Wolff (Hrsg.), *Lehrbuch Psychiatrische Pflege* (3., vollständig überarbeitete Auflage). Bern: Verlag Hans Huber.

Needham, I. (2011c). Zwangsmaßnahmen. In D. Sauter, C. Abderhalden, I. Needham, & S. Wolff (Hrsg.), *Lehrbuch Psychatrische Pflege* (3.,vollständig überarbeitete Auflage). Bern: Verlag Hans Huber.

Neu, P. (2008). Organisationsstrukturen auf der psychiatrischen Akutstation. In P. Neu (Hrsg.), *Akutpsychiatrie: Das Notfall-Manual.* Stuttgart: Schattauer GmbH.

Nicholson, J., Sweeney, E. M., & Geller, J. L. (Mai 1998). Focus on women: mothers with mental illness: I. The competing demands of parenting and living with metal illness. *Psychiatric Services* (49), S. 635-642.

Peplau, H. E. (1995). *Interpersonale Beziehungen in der Pflege. Ein konzeptueller Bezugsrahmen für eine psychodynamische Pflege.* (M. Mischo-Kelling, Hrsg., & G. Kelling, Übers.) Basel, Eberswalde: Recom-Verlag.

Pretis, M., & Dimova, A. (2010). *Frühförderung mit Kindern psychisch kranker Eltern.* München: Ernst Reinhardt, GmbH & Co KG, Verlag.

Pschyrembel, W. (2014). *Pschyrembel. Klinisches Wörterbuch* (266., aktualisierte Auflage). Berlin, Bosten: Walter de Gruyter GmbH.

Reicher, J. (08. März 2016). *Bei mir zuhause ist was anders. Was Kinder psychisch Kranker erleben.* (S. Kühnel, & L. Koller, Hrsg.) Von wissner.com: http://www.wissner.com/pdfs/9783896398932.pdf abgerufen

Reinisch, A., & Schmuhl, M. (2012). Das Präventionsprojekt für Kinder psychisch erkrankter Eltern "KANU - Gemeinsam weiterkommen". In U. Bauer, A. Reinisch, & M. Schmuhl (Hrsg.), *Prävention für Familien mit psychisch erkrankten Eltern. Bedarf, Koordination, Praxiserfahrungen.* Wiebaden: Springer VS.

Reiter-Theil, S., Eich, H., & Reiter, L. (1993). Der ethische Status des Kindes in der Familien- und Kinderpsychotherapie. *Praxis der Kinderpsychologie und Kinderpsychiatrie, 1* , S. 14-20.

Remschmidt, H., & Mattejat, F. (1994). *Kinder psychotischer Eltern.* Göttingen, Bern, Toronto, Seattle: Hogrefe-Verlag.

Resch, F., & Fegert, J. M. (2012). Ätiologische Modelle. In J. M. Fegert, C. Eggers, & F. Resch (Hrsg.), *Psychiatrie und Psychotherapie des Kindes- und Jugendalters* (2., vollständi überarbeitete und aktualisierte Auflage). Berin, Heidelberg: Springer-Verlag.

Richter, D. (31. Dezember 2001). Die Dauer der stationären psychiatrischen Behandlung. Eine Übersicht über die Methodik, Einflussfaktoren und Auswirkungen. *Fortschritte der Neurologie Psychiatrie , 1* (69), S. 19-31.

Rohde, A., & Marneros, A. (2001). *Die vielen Gesichter der Depression.* Bremen: UNI-MED Verlag AG.

Salize, H. J., & Dressing, H. (Januar 2004). Epidemiology of involuntary placement of mentally ill people across the European Union. *The British Journal of Psychiatry* , S. 163-168.

Sauer, D. (2011a). Gesundheit und Gesundheitsföderung. In D. Sauer, C. Abderhalden, I. Needham, & S. Wolff (Hrsg.), *Lehrbuch Psychiatrische Pflege* (3., vollständig überarbeitete und erweiterte Auflage). Bern: Verlag Hans Huber.

Sauter, D. (2011b). Grundlagen des Psychiatrie. In D. Sauer, C. Abderhalden, I. Needham, & S. Wolff (Hrsg.), *Lehrbuch Psychiatrische Pflege* (3., vollständig überarbeitete Auflage). Bern: Verlag Hand Huber.

Sauter, D. (2011c). Teamarbeit. In D. Sauer, C. Abderhalden, I. Needham, & S. Wolff (Hrsg.), *Lehrbuch Psychiatrische Pflege* (3., vollständig überarbeitete Auflage). Bern: Verlag Hans Huber.

Sauter, D. (2011d). Versorgung. In D. Sauer, C. Abderhalden, I. Needham, & S. Wolff (Hrsg.), *Lehrbuch Psychiatrische Pflege* (3., vollständig überarbeitete Auflage). Bern: Verlag Hans Huber.

Schädle-Deininger, H. (2010). *Fachpflege Psychiatrie.* Frankfurt am Main: Mabuse-Verlag GmbH.

Schädle-Deininger, H., & Villinger, U. (1996). Psychiatrische Pflege im Versorungssystem. In H. Schädle-Deininger, & U. Villinger, *Praktische Psychiatrie Pflege. Arbeitshilfen für den Alltag.* (2. Auflage). Bonn: Psychiatrie-Verlag gem. GmbH.

Scherber, W. (2008). Ohne Netz und doppelten Boden. In F. Mattejat, & B. Lisofsky (Hrsg.), *Nicht von schlechten Eltern. Kinder psychisch Kranker.* Köln: BALANCE buch + medien verlag GmbH.

Schleske, G. (2007). Schwangerschaftsphantasien von Müttern und ihre psychoanalytische Bedeutung für die frühe Mutter-Kind-Beziehung. In K. H. Brisch, & T. Hellbrügge (Hrsg.), *Die Anfänge der Eltern-Kind-Bindung: Schwangerschaft, Geburt und Psychotherapie.* Stuttgart: Klett-Cotta.

Schmid, R., Cording, C., & Hermann, S. (2007). Bedeutung emotionaler Belastungen für die Angehörigenarbeit - Hintergründe und praktische Konsequenzen. *Psychoneuro* (33), S. 34-42.

Schmid, R., Spielß, H., & Cording, C. (2005). Die Situation von Geschwistern psychisch Kranker. *Fortschritte der Neurologie Psychiatrie* , S. 726-749.

Schmutz, E. (2010). *Kinder psychisch kranker Eltern. Prävention und Kooperation von Jugendhilfe und Erwachsenenpsychiatrie.* Mainz: Institut für Spzialpädagogische Forschung Mainz e. V. (ism).

Schneider, F., Falkei, P., & Maier, W. (2012). *Psychiatrie 2020 plus* (2., aktualisierte Auflage). Berlin Heidelberg: Springer-Verlag.

Schone, R., & Wagenblass, S. (2006a). Kinder psychisch kranker Eltern als Forschungsthema - Stand und Perspektiven. In R. Schone, & S. Wagenblass (Hrsg.), *Kinder psychisch kranker Eltern zwischen Jugendhilfe und Erwachsenenpsychiatrie.* Weinheim, München: Juventa Verlag.

Schone, R., & Wagenblass, S. (2006b). *Kinder psychisch kranker Eltern zwischen Jugendhilfe und Erwachsenenpsychiatrie* (2. Ausg.). Weinheim, München: Juventa Verlag.

Schone, R., & Wagenblass, S. (2010). *Wenn Eltern psychisch krank sind... Kindliche Lebenswelten und institutionelle Handlungsmuster* (3. Auflage Auflage). Weinheim, München: Juventa Verlag.

Schwank, U. (2012). Meine Erfahrungen als psychisch kranke Mutter. In U. Bauer, A. Reinisch, & M. Schmuhl (Hrsg.), *Prävention für Familien mit psychisch erkrankten Eltern. Bedarf, Koordination, Praxiserfahrung.* Wiesbaden: VS Verlag für Sozialwissenschaften 1 Springer Fachmedien.

Seel, N. M., & Hanke, U. (2015a). Allgemeine Pädagogik: Grundlagen der Erziehungswissenschaften. In N. M. Seel, & U. Hanke, *Erziehungswissenschaft: Lehrbuch für Bachelor-, Master- und Lehramtsstudierende.* Berlin, Heidelberg: Srpinger-Verlag.

Seel, N. M., & Hanke, U. (2015b). Erziehung und Persönlichkeit: Personalisation und Individuation. In N. M. Seel, & U. Hanke, *Erziehungswissenschaft: Lehrbuch für Bachelor-, Master- und Lehramtsstudierende.* Berlin, Heidelberg: Springer-Verlag.

Sommer, R., Zoller, P., & Felder, W. (2001). Elternschaft und psychiatrische Hospitalisation. *Praxis der Kinderpsychologie und Kinderpsychiatrie* (50), S. 498-512.

Sommerfeld, P., & Hierlemann, F. (2004). Soziale Arbeit in der Psychiatrie und im Rehabilitationsprozess. In W. Rössler (Hrsg.), *Psychiatrische Rehabilitation*. Berlin, Heidelberg, New York, Hongkong, London, Mailand, Paris, Tokio: Springer-Verlag.

Statistisches Bundesamt. (18. Juli 2012). *Pressemitteilung Nr. 248 vom 18.07.2012: 12 700 Sorgerechtsentzüge im Jahr 2011*. Abgerufen am 14. April 2016 von destatis.de: https://www.destatis.de/DE/PresseService/Presse/Pressemitteilungen/2012/07/PD12_248_225.h tml

Tölle, R., & Windgasse, K. (2014). *Psychiatrie einschließlich Psychotherapie* (17. überarbeitete und ergänzte Auflage). Berlin, Heidelberg: Springer.

Tschöpe-Scheffler, S. (2011). *Fünf Säulen der Erziehung: Wege zu einem entwicklungsfördernden Miteinander von Erwachsenen und Kindern* (6. überarbeitete Auflage). Ostfildern: Patmos Verlag der Schwabenverlag AG.

van den Broek, R., Pleininger-Hoffmann, M., Leichsenring-Driessen, C., & Leggemann, M. (2012). Familienorientierung in der psychiatrischen Behandlung. In U. Bauer, A. Reinisch, & M. Schmuhl (Hrsg.), *Prävention für Familien mit psychisch erkrankten Eltern. Bedarf, Koordination, Praxiserfahrungen*. Wiesbaden: VS Verlag für Sozialwissenschaften I Springer Fachmedien.

von dem Berge, U. (2010). Pflegeprozess. In S. Amberger, & S. C. Roll (Hrsg.), *Psychiatriepflege und Psychotherapie*. Stuttgart: Georg Thieme Verlag KG.

Walter, U., Minne, S., & Borutta, B. (November 2011). *Expertise Gesundheitsfördernde Elternkompetenz für das frühe Kindesalter*. Abgerufen am 23. Januar 2016 von kindergesundheit-info.de: https://www.kindergesundheit-info.de/fileadmin/user_upload/kindergesundheit-info.de/Fachkraefte/Downloads/Expertise-Elternkompetenz_Download_140423.pdf

Werner, E. (2007). Entwicklung zwischen Risiko und Resilienz. In G. Opp, & M. Fingerle (Hrsg.), *Was Kinder stärkt. Erziehung zwischen Risiko und Resilienz* (3. Auflage). München: Ernst Reinhardt.

Wiefel, A., & Lehmkuhl, U. (2004). „Schau mich bitte nicht so an…". Besonderheiten in der frühkindlichen Bindungsentwicklung bei Säuglingen und Kleinkindern von psychisch kranken Eltern. *Frühe Kindheit* (7), S. 29-32.

Wiegand, H., & Schädle-Deininger, H. (1998). Alltasbegleitung und Pflege - In Beziehung halten. In T. Bock, & H. Weingand (Hrsg.), *Hand-werks-buch Psychiatrie* (4., vollständig überarbeitete Auflage). Bonn: Psychiatrie-Verlag.

Wiegand-Grefe, S. (2014). Interventionen für Kinder psychisch kranker Eltern. Viele Initiativen, aber keine Regelversorgung. In F. Mattejat, & B. Lisofsky (Hrsg.), *Nicht von schelchten Eltern. Kinder psychisch Kranker*. (4. korrigierte und ergänzte Auflage). Köln: BALANCE buch + medien verlag GmbH.

Wiegand-Grefe, S., Halverscheid, S., & Plass, A. (2011). *Kinder und ihre psychisch kranken Eltern: Familienorientierte Prävention. Der CHIMPSs-Beratungsansatz*. Göttingen: Hogrefe.

Wissenschaftlicher Beirat für Familienfragen. (2005). *Familiale Erziehungskompetenzen. Beziehungsklima und Erziehungsleistung der Familie als Problem und Aufgabe.* (S. Walper, Hrsg.) Weinheim, München: Juventa Verlag.

Witschi, T. (2004). Ergotherapie. In W. Rössler (Hrsg.), *Psychiatrische Rehabilitation.* Berlin, Heidelberg, New York, Hongkong, London, Mailand, Paris, Tokio: Springer-Verlag.

Wolf, K., Maß, R., Lambert, M., Wiedemann, K., & Naber, D. (März 2014). Ausdruck, Erkennen und Erleben von Emotion bei psychischen Störungen. Eine Übersicht. *Der Nervenarzt*, S. 326-335.

Wolff, S. (2011). Pflegebeziehungen und Interaktion. In D. Sauter, C. Abderhalden, I. Needham, & S. Wolff (Hrsg.), *Lehrbuch Psychiatrische Pflege* (3., vollständig überarbeitete Auflage). Bern: Verlag Hans Huber.

Wunderer, S. (2014). Kindgerechte Aufklärung bei psychischer Erkrankung eines Elternteils. In F. Mattejat, & B. Lisofsky (Hrsg.), *Nicht von schlechtern Eltern. Kinder psychisch Kranker.* (4. korrigierte und ergänzte Ausg.). Köln: BALANCE buch + medien verlag GmbH.

Ziegenhahn, U., & Deneke, C. (2014). Entwicklungspsychopathologische Vorrausetzungen der Erlebens- und Verarbeitungsweisen von Kindern psychisch kranker Eltern. In M. Kölch, U. Ziegenhahn, & J. M. Fegert (Hrsg.), *Kinder psychisch kranker Eltern. Herausforderungen für eine interdisziplinäre Kooperkation in Betreuung und Versorgung.* Weinheim, Basel: Beltz Juventa.

Ziegenhahn, U., & Fegert, J. M. (2004). Frühkindliche Bindungsstörungen. In C. Eggers, J. M. Fegert, & F. Resch (Hrsg.), *Psychiatrie und Psychotherapie des Kindes- und Jugendalters.* Berlin, Heidelberg: Springer-Verlag.

Anhang 1: *Projektaufklärung „Wurzeln & Flügel"*

Im Rahmen des Projektes „Wurzeln & Flügeln" können folgende Angebote genutzt werden:

Angebot 1: Patient -Kind-Treffen auf der Station

Angebot 2: Trainingseinheiten für die Elternkompetenz

Angebot 3: Enttabuisierungsgespräche mit dem Kind

Angebot 4: Sprechstunden für gesundes Elternteil/direkter Angehöriger

Hiermit wird bestätigt, dass Herr/Frau _____ zu den Angeboten für das Projekt „Wurzeln & Flügeln" aufgeklärt und informiert worden ist. Die Teilnahme ist freiwillig.

Ort, Datum	Unterschrift des Patienten

Anhang 2: STEP-Elternkurse Informationen

Informationen

STEP Elternkurse

STEP - Grundkurs für Eltern von kleinen Kindern: „Die ersten 6 Jahre"
STEP - Grundkurs für Eltern von Schulkindern: „Kinder ab 6 Jahre"
STEP - Grundkurs für Eltern von Teenagern: „Leben mit Teenagern"

STEP vermittelt demokratische – respektvolle, liebevolle und konsequente – Kindererziehung in einem systematisch aufgebauten Programm. Dadurch können wir Eltern auch in der heutigen Zeit, in einer zunehmend komplexer werdenden Welt, unsere **Erziehungskompetenz** erhöhen und somit Kinder erziehen, die respektvoll, selbstbewusst, verantwortungsbewusst, kooperationsbereit und glücklich sind.

Die Wirksamkeit von STEP wurde in mittlerweile 30 Jahren bei 4 Mio. Eltern aller Gesellschaftsschichten und durch 61 Studien in den USA erwiesen.

In Deutschland hat das **Bundesministerium für Bildung und Forschung** die Evaluation im Rahmen der Präventionsforschung gefördert. Unter der Ägide von **Professor Klaus Hurrelmann** von der Fakultät für Gesundheits- und Erziehungswissenschaft an der Universität Bielefeld, wurde die Evaluation durchgeführt.

Inhalt

Neue Perspektiven:
STEP hilft uns, bei unserem Erziehungsstil die Individualität unserer Kinder zu beachten und ihre **Stärken zu fördern**. Wir Eltern lernen unseren Aufgaben, anzuleiten, anzuregen und Anerkennung zu geben, gerecht zu werden. Wir lernen, Temperament und Entwicklungsphasen bei der Erziehung mit einzubeziehen und den Kindern zu ermöglichen, positive Wertvorstellungen und Überzeugungen zu entwickeln.
Weiter lernen wir, Motive und Ziele des Fehlverhaltens unserer Kinder und Jugendlichen neu zu interpretieren und aufgrund von **Selbstreflexion und Übung** bewusst anders als erwartet zu reagieren. Dabei gehen wir mit gutem Beispiel voran, indem wir unsere Kinder mit Respekt und Liebe behandeln, und ihnen dadurch Respekt beibringen. **Die Haltungs- und Verhaltensänderung** der Eltern hat mit der Zeit zur Folge, dass die Kinder ihr Fehlverhalten einstellen.

Ermutigung:
STEP hilft uns, konsequent auf die Bemühungen unserer Kinder und Jugendlichen mit Ermutigung zu reagieren, statt unnötig zu kritisieren oder unangemessen zu loben. Durch Ermutigung fördern wir die Stärken unserer Kinder und unterstützen sie beim Aufbau eines lebenswichtigen, **gesunden Selbstbewusstseins.**

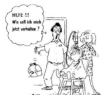

Kommunikation:
STEP hilft uns, gute Zuhörer durch aktives Zuhören zu sein: Wir hören unseren Kindern aufmerksam zu und achten auf ihre Gefühle, so dass die Kinder sich verstanden fühlen und mit uns über ihre Probleme sprechen. Wir lernen auch, uns so auszudrücken, dass die Kinder uns zuhören. Durch die Benutzung von Ich-Aussagen teilen wir unseren Kindern unsere Gefühle mit, ohne zu plakatieren oder zu beschuldigen.
Diese **respektvolle Kommunikation** fördert gute, dauerhafte Beziehungen zwischen uns und unseren Kindern und Jugendlichen.

Informationen

Problemlösung:
STEP hilft uns, in verschiedenen Situationen nach klaren Kriterien zu unterscheiden, ob wir den Kindern die ganze Verantwortung für die Lösung eines Problems überlassen können oder die Kinder respektvoll bei der Lösungsfindung unterstützen sollen. Durch die Zusammenarbeit bei der Entscheidungsfindung - insbesondere auch in einer Familienkonferenz - wird die **Kooperationsbereitschaft und Konfliktfähigkeit** der Kinder und Jugendlichen gefördert.

Disziplin:
STEP hilft uns, Grenzen zu setzen und unseren Kindern und Jugendlichen innerhalb dieser Grenzen, ihrem Alter entsprechend, die Wahl zu lassen. Durch konsequentes, bestimmtes und gleichzeitig freundliches Verhalten bei der Durchsetzung von natürlichen und logischen Konsequenzen, die auf die falschen Entscheidungen unserer Kinder und Jugendlichen folgen, zeigen wir ihnen unsere Fürsorge und Liebe. Das erstrebte Ziel dabei ist **Selbstdisziplin.**

Das Besondere

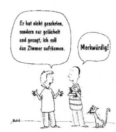

STEP ist ein effizientes, auf demokratischen Prinzipien basierendes, nachhaltig wirksames Trainingsprogramm, bei dem die **Individualität des Kindes** und die **Wertvorstellungen der jeweiligen Familie** berücksichtigt werden. Im Laufe des Kurses findet ein Prozess statt, bei dem sowohl das **Verhalten** als auch die **Haltung** der Eltern dem Kind gegenüber reflektiert und, wenn notwendig, nachhaltig verändert wird. Ziel der Erziehung ist sowohl ein kooperatives, stressfreieres Zusammenleben in der Familie, als auch **tragfähige, erfüllende Beziehungen.** Die neuesten Erkenntnisse der Neurobiologie bestätigen den Ansatz dieses erprobten Elterntrainings.

Durch
* den **systematischen Aufbau** von Elternhandbuch und Kurs,
* die **einfache, verständliche Sprache** in der Kombination Buch, DVD und Kurs
* das spezifische, **differenzierte Training** für die jeweilige Altersgruppe der Kinder (0-6, 6-12, 12-18 Jahre)
* die unterstützende Wirkung der Szenen aus dem Familienleben in den synchronisierten **Training-DVDs**
* die **wertschätzende und professionelle Begleitung** durch zertifizierte STEP Kursleiter/innen

wird das **STEP** Konzept leichter erlern- und sofort anwendbar.

Informationen

Teilnehmer/innen

- Eltern und andere Erziehende von Kindern aller Altersstufen (Differenzierung in drei verschiedenen **STEP** Kursen nach Alter der Kinder; Kurse für gemischte Altersgruppen möglich)
- Gruppen von 6 – 12 Teilnehmer/innen

Dauer

10 wöchentliche Treffen: • Einführung - 2 Stunden

• Training - 9 x 2 bzw. 2 1/2 Stunden (Teenagerkurs)

Die Eltern haben die Möglichkeit, sich nach Abschluss des Kurses bei sogenannten `Elterntreffs` (fünf zweistündigen Treffen in 6 - 8 Monaten) auch weiterhin mit Hilfe der **STEP** Fertigkeiten in Erziehungsfragen gegenseitig zu unterstützen.

Arbeitsweise

- Grundsätze und Vorgehensweise werden durch
  - **STEP** Das Elternbuch
  - Präsentation des/r Kursleiters/Kursleiterin
  - ausdrucksvolle Beispiele auf der DVD
  erläutert.

- Entscheidende Unterstützung bei der individuellen praktischen Anwendung wird durch
  - themenspezifische Übungen
  - Gruppendiskussionen
  - Rollenspiele
  - Erfahrungsaustausch
  unter der Moderation des/r Kursleiters/Kursleiterin gegeben.

- Die auf www.instep-online.de, www.instep-online.ch bzw. www.instep-online.at mit ihrem Profil vertretenen Kursleiter/innen sind zertifiziert und unterliegen damit den **Qualitätsanforderungen des InSTEP Trainernetzwerks** - s. Bereich ELTERN, GROSSELTERN: „Kursleiter/innen in Ihrer Nähe".

- Die Struktur des Programms, die humorvolle und freundliche Darbietung sowie die Modellfunktion des/r Kursleiters/Kursleiterin in der Gruppe sorgen dafür, dass die **STEP** Fertigkeiten leichter erlernbar sind.

Terminkalender

Die angebotenen Kurstermine finden Sie über eine Suchmaschine auf den o.g. Websites im Bereich ELTERN, GROSSELTERN unter „Aktuelle Angebote".

Kursgebühren

1 Erwachsener   Euro 190.-

Ehepaar   Euro 300.-

Eine Ermäßigung für Einkommensschwache ist möglich. Verschiedene Organisationen (staatliche, städtische und kirchliche) bieten **STEP** Kurse **zu reduzierten Preisen** an. Die jeweilige Organisation trägt die Preisdifferenz.

In den Kursgebühren enthalten sind neben den Teilnahmegebühren das jeweilige **STEP** Elternbuch und zusätzliche, für den Kurs benötigte Unterlagen.

Januar 2015   3

Informationen

Elternmeinungen

„STEP ermöglicht mir als Mutter eine zeitgemäße Kindererziehung, bei der jedes Kind mit seinen Stärken und Schwächen respektiert und gefördert wird."

Dr. med. Astrid Hilgenstock, Dinslaken, zwei kleine Kinder

„Das STEP Elterntraining hat mir sehr gut getan! Ich habe gelernt, schwierige Situationen gelassener zu betrachten und anzugehen. Dadurch wurde auch das Verhalten meiner Kinder beeinflusst. STEP hat mir ganz praktische Möglichkeiten für den positiveren Umgang mit meinen Kindern gezeigt – mit diesem „Rüstzeug" lassen sich entstehende Konfklite schon sehr früh in moderatere Bahnen lenken."

Mutter von zwei Kindern, 12 und 15 Jahre, BietigheimBissingen

„Die STEP Ideen haben mir ein entspannteres Miteinander beschert! Auch mein Mann – obwohl anfangs sehr skeptisch – übt täglich und freut sich über seine Erfolge. Wie viel angenehmer doch das (Zusammen-) Leben sein kann!"

Mutter von zwei Kindern, 2 und 4 Jahre, Sachsenheim

„Durch STEP habe ich gelernt, dass ich die Fehler, die ich mache, auch machen darf. An vielen Situationen gehe ich lockerer heran, weil mir STEP gezeigt hat, wie ich sie beherrschen kann. Und dass es wichtiger ist, die Fähigkeiten, die die Kinder schon erlernt haben anzuerkennen, als ihnen vorzuhalten, was sie noch nicht können."

Carolin Freund, Mutter von 3 Kindern

„... Es waren so viele interessante Aspekte, brauchbares Handwerkzeug, gute Ideen und Anregungen, wie man den Kinderalltag stressfreier und kooperativer bewältigen kann, dabei. Jetzt fehlt es oft nur noch an der Umsetzung und ich denke, das ist der schwierigste Teil. Aber, wie im Namen STEP ja schon verborgen, muss man sich Schritt für Schritt an die Veränderung der eigenen Verhaltensmuster wagen und sich für die schon geschafften Veränderungen, auch wenn sie noch so klitzeklein sind, selbst ermutigen!"

Bettina Weitzel, 4 Kinder

„Dank STEP wurde mir ein Weg bereitet, unsere Welt nach ziemlich langer Zeit aus der Kinderperspektive zu sehen und zu erleben, meine eigenen Erwartungen, Anforderungen und meine doch häufig vorkommenden Wutausbrüche zurückzuschrauben und die Entwicklungsstufen der Kinder zu erkennen und diese motivierend zu unterstützen. Nicht zuletzt habe ich ein wirklich klasse Hilfsmittel an die Hand bekommen, mein persönliches Fehlverhalten bewusst zu machen (gerade auch im Hinblick auf den Umgang mit meinem Mann) und diesem aktiv entgegenzuwirken. (Anmerken möchte ich noch, dass die Effizienz dieses Kurses um ein Vielfaches gesteigert werden kann, wenn beide Partner an diesem Kurs teilnehmen können.)

Andrea Spyra, Sohn 2 Jahre

„Einfach umzusetzende Erziehungsregeln – dank STEP – ermöglichen mir einen unbeschwerten, selbstbewussten und harmonischen Umgang mit meinen Töchtern. Konflikte konnten im Vorfeld erheblich reduziert werden und das Verhältnis zu meinen Kindern ist fairer und partnerschaftlicher geworden."

Andrea Huckemann, 2 Töchter

„STEP hat mir geholfen, mit meinen Kindern respektvoll umzugehen. Viele Konfliktsituationen lassen sich mit Humor, richtigem Zuhören und mit einigen 'Tricks' (neuen Fertigkeiten) mit geringem Kraftaufwand lösen.
Eine Analyse der Situation und der Anwendung der entsprechenden Methode geben mir mehr Sicherheit, wo vorher meistens das Bauchgefühl 'regiert' hat."

Sabine Hammerschmidt, 3 Kinder

Informationen

„Besonders wichtig waren mir praktische Hilfen, mich selbst immer wieder zu ermutigen, konsequent und gleichzeitig fair zu sein und vor allem den täglichen Frust mit positiven inneren Dialogen abzubauen."

Bernd Hippler, 2 Kinder

„STEP hat uns dabei geholfen, eine neue Sichtweise einzunehmen. Die Praxis zu Hause zeigt, dass sich unsere Mühe gelohnt hat und zwar für alle Beteiligten. Die Stimmung ist entspannter, weil wir Methoden gelernt haben, die uns ruhiger und sicherer handeln lassen und weil wir nun noch sensibler auf unsere eigenen und die Gefühle der Kinder reagieren können."

Christine von Winterfeldt und Carsten Dorn, 2 Kinder

„Durch das STEP Elterntraining haben wir gelernt, unseren Alltag harmonischer zu gestalten und aus dem Kreislauf – sich provozieren lassen, aus der Haut fahren, rumbrüllen oder Strafen verteilen – auszubrechen. STEP ist leicht umzusetzen, aber auch verblüffend effektiv. Gegenseitiger Respekt spielt dabei eine entscheidende Rolle."

Barbara und Anders Lie, 3 Kinder

„Durch STEP fühle ich mich für all die täglichen Anforderungen viel besser gewappnet. Ich fühle mich gelassener, sicherer und bin besser in der Lage, das zuweilen wundersame Verhalten meiner pubertierenden Kinder zu verstehen, konsequent darauf zu reagieren und bei Durststrecken durchzuhalten. STEP bringt ruhe in unruhig Zeiten. Und STEP ist wunderbar alltagstauglich!"

Bettina Leyer-Pritzkow, 3 Kinder

Expertenmeinungen

`Im STEP Elterntraining findet sich vieles aus dem magischen Erziehungsdreieck (Anerkennung, Anregung, Anleitung) wieder. STEP setzt genau hier an. Man soll das Kind lieben, aber nicht erdrücken; man soll das Kind stimulieren, aber nicht jagen; und man soll das Kind führen, aber nicht gängeln, sondern stark machen. STEP ist ein zutiefst demokratisches und humanes Konzept. Es zielt darauf ab, Menschen unterschiedlicher Generationen feste und klar strukturierte Regeln für den Umgang miteinander an die Hand zu geben. Die Grundüberlegungen dahinter lassen sich aber auch auf Partnerbeziehungen übertragen. Eltern können das `Beziehungshandwerk` lernen. Durch die Teilnahme an STEP Kursen verhalten sich Eltern effizienter und humaner.`

Klaus Hurrelmann, Professor für Sozial- und Gesundheitswissenschaften,
Universität Bielefeld

„STEP Das Elternbuch, Die ersten 6 Jahre, wendet sich an Eltern von kleinen Kindern, ist also für die Lebensphase gedacht, die kritischste für die soziale und charakterliche Entwicklung eines Kindes ist. Das Buch hilft, kleine Kinder in ihren Entwicklungsphasen zu verstehen und schafft damit die Voraussetzung für den richtigen Umgang und für die Anwendung von Erziehungsprinzipien, die dem Kind helfen ohne es zu drillen. Ich wünsche mir, dass möglichst viele Eltern durch dieses Buch und den darauf basierenden STEP Elternkurs, Freude an der Erziehung bekommen und möglichst viele Kinder dadurch zu selbstbewussten und lebensfrohen Erwachsenen heranwachsen."

Professor Dr. Christian Rieger, ehem. Direktor der Klinik für Kinder- und Jugendmedizin der
Ruhr-Universität Bochum, St Josef-Hospital

Die erste Phase der wissenschaftlichen Untersuchung (Bericht 2007) hat die Wirksamkeit und Nachhaltigkeit des STEP Elterntrainings bewiesen. Die Ergebnisse der zweiten Phase zeigen, dass auch sozialbenachteiligte Eltern über Institutionen erreicht werden können. „Hier bewährt sich STEP, weil es Ermutigung, Respekt und gegenseitige Wertschätzung zum Programm macht, und damit bei den Eltern anfängt. Ein Ausdruck von Achtung ist es, gerade sogenannten "bildungsfernen" Menschen zuzutrauen, die STEP Inhalte zu lernen, und ihnen die Chance zu geben, sich herausfordern zu lassen." (Bericht Juni 2010)

Informationen

Hinweis:

STEP gibt es außerdem auch als professionelle Weiterbildung für Pädagog/innen:

- **Weiterbildung für Erzieher/innen in der Kita**
  „STEP Das Buch für Erzieher/innen – Kinder wertschätzend und kompetent erziehen" ist im Herbst 2008 mit einem Vorwort von **Professor Klaus Hurrelmann** bei Cornelsen Scriptor erschienen.
  Die Weiterbildung wird seit 2009 als Inhouse Weiterbildung oder bei verschiedenen Bildungsträgern durchgeführt. Die Erzieher/innen, die erfolgreich teilgenommen haben, können sich im Anschluss an die Weiterbildung zertifizieren lassen.

- **Fortbildung für Lehrer/innen** – Pilotprojekte 2010/2011 in diversen Schulen in Hamburg, Celle und St. Vith durchgeführt - bundesweit seit 2012.
  „STEP Das Buch für Lehrer/innen – wertschätzend und professionell den Schulalltag gestalten" ist im September 2011 im Beltz Verlag erschienen, mit einem Vorwort von **Professor Klaus Hurrelmann** und einer Empfehlung von **Professor Gerald Hüther**, Hirnforscher an der Universität Göttingen.
  Die Lehrerfortbildung wird seit Anfang 2012 als Inhouse Fortbildung in Schulen oder bei verschiedenen Bildungsträgern durchgeführt.

- Standardisiertes Training zur Stärkung der Handlungskompetenz von **pädagogischem Fachkräften in der Erziehungs- und Jugendhilfe** seit 2005 – als Ergebnis einer Kooperation mit der Diakonie in Düsseldorf.

Die bundesweite Erfahrung mit STEP hat bestätigt, dass die Durchführung von STEP Elternkursen und parallel von STEP Weiterbildungen für Pädagog/innen in engagierten Institutionen (Kitas, Schulen und Jugendhilfeeinrichtungen) zur gelingenden Erziehungs- und Bildungspartnerschaft zwischen professionell Erziehenden und Eltern führt.

Kontakt   **Herausgeberinnen des STEP Programms:**

Roxana Petcov	Trudi Kühn
In der Nießdonk 10	Franz-Vaahsen-Weg 10
40472 Düsseldorf	40489 Düsseldorf
Tel. 0211 – 422 87 27	Tel. 0211 – 40 89 888
Fax 0211 – 422 87 29	Fax 0211 - 40 56 670
Roxana.Petcov@instep-online.de	Trudi.Kuehn@instep-online.de

www.instep-online.de

Januar 2015   8

Anhang 3: Flyer von STEP Duo

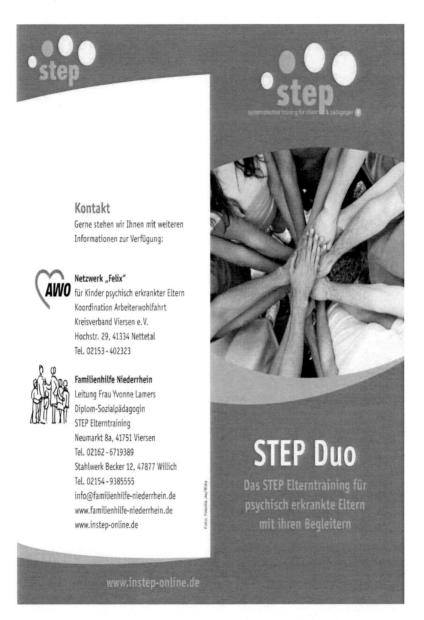

STEP Duo – Kursangebot

STEP Duo ist konzipiert speziell für psychisch besonders belastete und erkrankte Eltern. Das systematische STEP Elterntraining wird hier angeboten als erweiterter Kurs für jeweils fünf Mütter und/oder Väter mit ihren Begleitern für die Dauer von 9 wöchentlich stattfindenden Treffen.

Dem voran geht eine erste Beratung in der Koordinierungsstelle, die auch behilflich ist bei Kostenanträgen bis hin zur Versorgung der Kinder während der Kurszeiten.

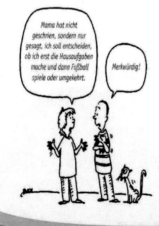

STEP Duo – Kursablauf

In einem ersten Informationsgespräch lernt die Teilnehmerin/der Teilnehmer mit dem jeweiligen Begleiter bzw. der Begleiterin die Räumlichkeiten sowie die Kursleitung kennen und kann sich vor Ort beraten lassen, inwiefern die Teilnahme am Kurs zielführend sein kann bei den angestrebten Veränderungen der eigenen Erziehungshaltung.

Bei den dem Kurs folgenden verbindlichen Nachtreffen sowie in einzelnen Reflexionsgesprächen kann diese Haltung nachhaltig vertieft werden.

STEP Duo kann sowohl über die Leistungen der Eingliederungshilfe im Rheinland als auch über die Kinder- und Jugendhilfe unterstützend finanziert werden.

www.instep-online.de

Anhang 4: *Einschätzungsbogen für das Projekt „Wurzeln & Flügel"*

Patientenname

1. Wie ist der grundsätzliche Umgang mit dem Kind?
(mehrfach Antworten möglich)
o Herzlich/liebevoll im Kontakt
o Respektvoll
o Wirkt distanziert im Kontakt
o Wirkt vorsichtig/unsicher im Kontakt
o Andere:_____
o Nicht einschätzbar

2. Zeigt sich empathisch gegenüber dem Kind.
o Ja
o Nein
o Keine Angabe

3. Zeigt emotionale Wärme zum Kind.
o Hält Blickkontakt zum Kind
o Zeigt Lächeln im Kontakt zum Kind
o Zeigt Körperkontakt zum Kind
o Nicht vorhanden
o Nicht einschätzbar

4. Hat Wissen über….

  a. die normale Entwicklung und Wachstum?
  o Ja
  o Nein
  o Keine Angabe

b.   *normales kindliches Verhalten?*
o   Ja
o   Nein
o   Keine Angabe

c.   *den Ernährungsbedarf des Kindes?*
o   Ja
o   Nein
o   Keine Angabe

d.   *die emotionalen Bedürfnisse des Kindes?*
o   Ja
o   Nein
o   Keine Angabe

e.   *die psychischen Bedürfnisse des Kindes?*
o   Ja
o   Nein
o   Keine Angabe

f.   *die Notwendigkeit von Regeln und Struktur in der Erziehung?*
o   Ja
o   Nein
o   Keine Angabe

5.   Zeigt einen wertschätzenden Umgang mit dem Kind.
o   Ja
o   Nein
o   Nicht einschätzbar

6.   Zeigt dem Kind Grenzen/Verbindlichkeiten/Struktur auf.
o   Ja
o   Nein
o   Nicht einschätzbar

7. **Unterstützt das Neugierverhalten des Kindes** (z. B. gibt adäquate Antworten auf Fragen).

o Ja

o Nein

o Nicht einschätzbar

8. **Spricht über die Krankheit mit dem Kind.**

o Ja, etwas.

o Ja, sehr ausführlich.

o Nein

o Keine Angabe

9. **Nutzt altersgerechte Kommunikationstechniken.**

o Ja, und zwar_____

o Nein

o Keine Angaben

10. Versteht die Wichtigkeit eines Enttabuisierungsgesprächs mit dem Kind.

o Ja

o Nein

o Keine Angabe

11. **Möchte Hilfe bei der altersgerechten Aufklärung über die Krankheit.**

o Ja

o Nein

o Keine Angabe

12. **Hat einen Krisenplan bei Krankheitsverschlechterung entwickelt.**

o Ja

o Nein

o Keine Angabe

13.   Hat eine geeignete Aufsichtsperson während des psychiatrischen Aufenthalts für das Kind gewählt.

o   Ja

o   Nein

o   Keine Angabe

14.   Umgang mit der elterlichen Rolle:

o   Zeigt Zufriedenheit mit der Rolle

o   Zeigt Unzufriedenheit mit der Rolle

o   Äußert positives Selbstbild als Mutter/Vater

o   Äußert negatives Selbstbild als Mutter/Vater

o   Unsicherheit

o   Äußert Unterstützungswunsch im Kontakt zum Kind

Beschreibung der individuellen Probleme/Unsicherheiten im Kontakt zum Kind bzw. in der Erziehung:

Wichtige Notizen zum IST-ZUSTAND:

IST-Analyse durchgeführt am:_____

Handzeichen der Pflegekraft:_____

Evaluation der Projektdurchführung

Veränderungen durch die Teilnahme am Projekt:

Wichtige Notizen zur Evaluation:

Evaluation durchgeführt am:_____

Handzeichen der Pflegekraft: _____

Anhang 5: Beispiel E-Mail-Kontakt

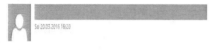

Als ungelesen markieren

So 20.03.2016 16:20

An: Lisa Adlhoch;
Cc: Sabine Wagenblass

Sehr geehrte Frau Adlhoch,

Frau Prof. Wagenblass, mit der ich im Sprecher/in-Team der BAG Kinder psychisch erkrankter Eltern bin, hat mir Ihre Anfrage weiter geleitet. Ich weiß nicht, ob Frau Wagenblass Ihnen bereits antworten konnte. Jedenfalls hier ein paar Bemerkungen von meiner Seite:

- Wir teilen Ihre Einschätzung, dass Kinder bislang in der stationären erwachsenenpsychiatrischen Versorgung nicht oder nicht in der richtigen Weise einbezogen werden. Dass eine Berücksichtigung der Kinder aber wichtig für sie wie auch für die Eltern-Kind-Beziehung ist.

- Aus meiner früheren Tätigkeit in einer psychiatrischen Klinik heraus kann ich nur bestätigen, dass – neben der ärztlich-therapeutischen Unterstützung – den Pflegekräften eine hohe Verantwortung für das Gelingen der Behandlung zukommt. Und dass sie wegen ihrer Rund-um-die-Uhr-Präsenz oftmals besonders nahe an den PatientInnen sind, auch und gerade in ihren „privaten" Anliegen. Und dazu zählt natürlich die Elternschaft bzw. die Frage nach den Kindern, die vielen PatientInnen große Sorgen bereiten.

- Gewiss können Pflegekräfte, wenn sie entsprechend weitergebildet oder begabt sind, in der Begegnung mit den PatientInnen und ihren Kindern viel Gutes beitragen (Orientierung, Aufklärung, ...). Oder aber Fachkräfte hinzuziehen, hier also z. B. aus der Jugendhilfe, die einen ausdrücklichen Auftrag in der Unterstützung von Kindern und Eltern in schwierigen familiären Situationen haben.

- Auch wir hier in Würzburg haben als Erziehungs- und Familienberatungsstelle eine sog. „Familiensprechstunde rund um Kinder und Erziehung" in der stationären psychiatrischen Klinik der Universität Würzburg eingerichtet. In Kooperation mit dem dortigen therapeutischen und pflegerischen Personal.

Wie Sie vermutlich auf unserer Website www.bag-kipe.de gesehen haben, findet in wenigen Wochen – genau am 29.4.2016 – in Günzburg die Jahrestagung 2016 der BAG Kinder psychisch erkrankter Eltern statt. Wenn Sie Interesse haben, können Sie gerne teilnehmen. Sicher findet sich unter „Sonstiges" eine Möglichkeit, dass Sie kurz auf Ihr Anliegen hinweisen oder ein Papier verteilen. Gerne können Sie aber auch eine Anfrage o. ä. formulieren, die ich auf der Website unter Aktuelles veröffentliche.

Sind Sie einverstanden, dass ich Sie auf der Interessentenliste der BAG aufnehme? Dann erhalten Sie die etwa 5 x pro Jahr erscheinenden Newsletter der BAG.

Mit freundlichen Grüßen

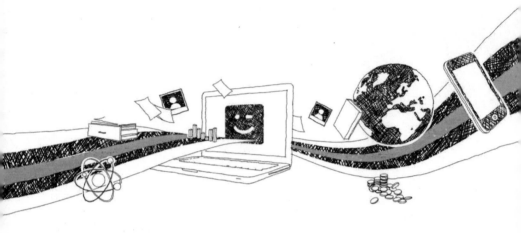
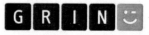